JN295661

大学病院が倒産する日

アメリカ大学病院の倒産にみる医療崩壊の兆し

照屋　純
ベイラー医科大学助教授

はる書房

目次　大学病院が倒産する日——アメリカ大学病院の倒産にみる医療崩壊の兆し

第Ⅰ部　大学病院が倒産する日

1章　突然のレイオフ

2章　アメリカの医療制度

第II部　病めるアメリカ医療

1章　ビザの問題

2章　医療の質と経営

3章　残された選択

第Ⅰ部

大学病院が倒産する日

1 突然のレイオフ

フィラデルフィアの地に赴く

一九九七年、再びアメリカに移り住むことになり、私は妻と二人の娘とともにシカゴ経由でフィラデルフィアに降り立った。それは三度目の渡米であった。

一度目はボストンにあるハーバード大学のマサチューセッツ総合病院で二年余り研究生活を送り、二度目は医師の資格をとって同じマサチューセッツ総合病院の臨床病理学のレジデント（研修医）として、そしてその後輸血部のフェロー（レジデント終了後にするより専門の研修医）として通算三年間を過ごした。

フィラデルフィアの地を踏んだとき、私の心の中には、それまでに何度かアメリカに来たときとはまったく異なる思いがあった。

それは第一に、私が東京にある医大の助教授の職を捨ててアメリカ永住を決意してやってきたこと、第二に、私のフィラデルフィアの病院での立場がそれまでの留学と違い、大学病院の輸血部長という職であったこと、そして三番目は、日本の高校に通っていた娘二人が、彼女らの意思に反してアメリカに連れて来られたために、一日も早く日本に帰りたいと言っていたことであった。

先の生活がどのようなものになるか全く見えず、期待と同時に、本当にうまくやっていくことができるのだろうか、という漠然とした不安があった。それは私の仕事のことのみならず、家族、特に娘の将来、そしてフィラデルフィアという私たちにとっては未知の街に対するものであったと思う。

私が頼りにしていたものはただ一つ、アメリカ最高の病院ハーバード大学付属マサチューセッツ総合病院で人並み以上のことをしてきたという自信であった。これまでのように人一倍頑張れば、人は認めてくれるだろうという期待があった。

ところが、この期待が全く違う意味で打ち砕かれ、すぐにアメリカの医療経済の厳しさを目の当たりにすることになる。

渡米して一年も経たない九八年七月二十一日、約三六〇〇億円（三〇億ドル）という事業規模をほこっていたアレゲーニ大学は、一五〇〇億円（一三億ドル）以上の負債を抱えて倒産。一万四〇〇〇人の職員が勤務するアレゲーニ大学とその八つの関連病院の倒産という、前代未聞の事態に陥ったのである。

日本円にして一億円以上の年収をとっていた経営最高責任者はその職を追われ、医学部長もクビになり、私の所属していた病理学教室の主任教授が突然解任されるという顛末を辿ろうとは、そのとき一体誰が予測し得たであろうか。自分一人がいくら頑張っても、組織が潰れてしまえば何もなくなってしまうという、言ってみれば当たり前のことを、あとで嫌というほど痛感することになった。

米国の「最高」と「最低」の病院を経験

私は現在、ベイラー医科大学付属のテキサス小児病院に、輸血と血液凝固《けつえきぎょうこ》の専門医として勤務をしている。ベイラー医科大学はアメリカ南部のテキサス州ヒューストンにある医科大学だが、日本ではあまり知られていないかもしれない。

二〇〇二年の統計によると、ここは全米医学部のなかで第十一位にランクされており、また付属のメソディスト病院は、世界的に有名な心臓外科のデュベイキー教授がいることで知られている。

彼は、数年前にロシアのエリツィン元大統領の心臓手術に参加したことで、さらに多くの人に知られることになった。彼の最大の功績は、ヒューストンという土地に巨大な医療産業を生み出したことであろう。

テキサス小児病院は、小児病院としてはアメリカで最大のベッド数をもっており、先天性の心臓疾患の外科的治療では、非常に複雑な合併症をもつ多くの患児を受け入れているにもかかわらず、死亡率の低さは三％と全米で最高の成績を誇っている。最近、テキサス小児病院は全米で四位の小児病院にランクされた。

私は北海道大学医学部を卒業後、一〇年間内科・血液学の診療に従事しながら医学博士をとり、八九年に一年間の予定でボストンに研究留学をした。それは少し日本の外を見てこようという、軽い気持ちでしかなかった。

しかしその後、いろいろな人との出会いなどによって一年が二年になり、それが五年に……。そして、米国の医師免許と永住権を取得してフィラデルフィアからシカゴ、さらにヒューストンに移り住むことになろうとは、妻も私も全く予想していなかったことであった。

その間、フィラデルフィアでは大学病院の倒産を経験し、シカゴでは、わずか二年間の勤務の後、事務職員と医師たちの深刻な対立を目の当たりにして、私はさっさと身を引いた。

私のこれらの体験は、今から思えばとても貴重なものであったと思うし、また、アメリカのいくつもの病院での勤務——最高の病院から、色々な問題を抱えてついには倒産してしまった最低の病院まで——を経験したという点で、極めてユニークな体験であったと思う。

一方、一卵性双生児の二人の娘はフィラデルフィアで高校を卒業し、長女はハワイ大学、次女はバージニア州のジェームス・マディソン大学へと、それぞれ違う大学を選んだにもかかわらず、あることをきっかけに大学三年のときからは二人そろってボストン大学に編入することになった。これも、全く予期しなかったことであった。

ティーンエージャーのときに日米両国を二度にわたって往き来したことによるアイデンティティの喪失、そしてその回復もまた私にとっては常に重大な関心事であった。

予想外に低かった給料

一九九七年八月七日、家族四人で山のような荷物を抱えてフィラデルフィアにやって来た。別便で東京から送った段ボールの数は一五〇個を超え、さらにグランドピアノも専門業者に頼んで送っていた。

真夏のフィラデルフィアは、東京のように三五度くらいの猛暑が続く。アレゲーニ大学付属ハーネマン病院での勤務が八月十八日からだったこともあり、一〇日そこそこで住む家を探し、二台の車を手に入れ、娘の高校入学の手続きなどを済ませなくてはならない。「アメリカはやはり広くていい……」などという感慨にふけっている余裕は全くなかった。

仮住まいのアパートは、日本にいる間にインターネットで見つけていたので契約するだけだった。車もカーディーラーに行き、展示してある車のなかから赤いキャラバンと、通勤用のセカンドカーとして小型のネオンを選び、頭金を支払い、保険の契約を済ませてすぐに手に入れることができた。

ちなみにアメリカでは、アメリカの運転免許証、国民の背番号であるソーシャルセキュリティ番号、アメリカ発行のクレジットカードの三つがあることと、そして少なくとも何ヶ月間かアメリカに住んだという「実績」さえあれば、その場で、二〇〇〜三〇〇万円の車を月賦で買うことが可能である。その際に、コンピュータでその人のクレジットヒストリー、すなわち〝信用度〟なるものがチェックされる。

私自身のクレジットヒストリーを見たことがあるが、私のソーシャルセキュリティ番号から、今まで組んだことのあるローンとその支払い状況がすべて打ち出されてきたのに驚いたものである。その信用度は一生ついてまわる。たとえば一〇年以上も昔の学生ローンを途中で踏み倒した記録が残されていて、それを完済するまで、家のローンが組めなかった人の話を聞いたことがある。

私の給料はそのとき年俸一〇万ドルだったので、一ドルを一二〇円に換算すれば日本の一般的な大学病院より少しは多かったかもしれない。事実、私が九五年から九七年まで助教授として勤務していた東京の私立医科大学の年棒は八〇〇万円に満たなかった。しかし、アメリカでは日本のように通勤手当や住宅手当のような福利厚生の保障はないし、さらに他の病院でのアルバイトができない分、日本での全体の収入よりは少なくなる。それに、いろいろな税金が引かれるので、一ヶ月当たりいったいどのくらい手にすることができるのか予想がつかなかった。

病院の経理課に問い合わせても、そんな面倒な計算をしている暇はないらしく、「初めての給料をもらえば、すぐに分かることですよ」というだけで、取り合ってくれなかった。それでも、家族四人が住む家を探していたので、一ヶ月当たりの手取りが分からなければ、いくらぐらいの家をローンで購入することができるのか見当もつかない。

そこでボストン時代の経験から、給料の三〇％が税金に引かれると仮定して、一ヶ月六〇〇〇ドルを少し欠けるくらいと計算した。ところが後日、初めての給料を手にしてみたら、予想に反して、手取りは五二〇〇ドルぐらいしかなかった。

内訳を見てみると、フィラデルフィア市に住んでいるわけでもないのに、同市内に勤務しているというだけで、一ヶ月三五〇ドルの市税を取られ、また連邦税、州税、社会保障税も予想していたよりなぜか高かった。家や車のローンを払って果たして生活していけるのかどうか心配だった。

さらに驚いたことに、二台の車の保険だけで年間五〇〇〇ドルも支払わなければならず、その保険料はボストン（マサチューセッツ大学病院時代）よりもはるかに高かった。フィラデルフィアは交通事故や車の盗難が多く、全米でも車の保険の最も高い地域であることをそのときに知った。

円とドルの交換レートがいくら変わっても、生活の感じで言えば、一般的に一ドルは常に一〇〇円に相当すると考えてよいだろう。だからボストンでのレジデントの頃の給料より多くなったとは言え、当時の生活は決して豊かなものではなかった。

病院での初日

八月十八日、朝八時のドクター・サザマとのミーティングに間に合うように自宅を出た。私が勤務するのは、アレゲーニ大学の最も大きい関連病院である、ハーネマン病院であった。

高速道路を車で走らせながら、これまでにいったい何度初出勤というものを味わったことだろうと考えていた。何度経験しても、初日というのは漠然とした不安があり、ちょうど小学校や中学校の入学式のように緊張する。

サザマは私の直接の上司であり、私が日本にいる間に輸血に関する特別講演で二度ばかり来日したこともあった。彼女は臨床病理部の部長であり、輸血部、血液検査室、細菌検査室などの検査室全体を統括する責任者であった。

五〇代後半のとても大柄な人ではあるが、背骨が前のほうに大きく曲がっていた。四〇代後半になってから、新たに法学部を卒業して、弁護士の資格も持っていた。はっきりと筋道をたてて話す人であり、学会などにおける講演も非常にうまかった。

彼女と一時間話した後、初日からすべきことがあまりにも多すぎて、いったい何から手をつけたらよいのかと思いながら、私は自分のオフィスに戻った。

そのサザマは、それから数ヶ月後には病理学教室主任教授ドクター・ボトルズによって臨床病理部長の座を追われ、その後、反主任教授グループを先導することになる。

悲惨な輸血部の体制

まずは、輸血部の職員の名前を覚えることから始めた。以前訪れたときに会った輸血検査室の主任検査技師は数ヶ月前に辞任しており、新しい人がしばらくすれば入ってくるとのことであった。そのときふと、「前の主任検査技師はなぜ辞めたのだろう」という疑問が湧いた。

後で分かったことだが、彼女は大学の経営が少し危なくなっていることを知り、隣のニュージャージー州にある病院に職を見つけて、さっさと辞めてしまったそうである。もう一つの理由は、ドクター・サザマとの仲が悪くなったためとも聞いた。

サザマはとてもよい人であるが、細かいことを指示しすぎるあまり、下の人間から反発を買っているという話も耳にした。彼女は友人としては素晴らしい人であるが、なかなか手強そうな〝おばさん〟という感じであった。

輸血部は主として輸血の検査をする部門と、献血や血漿《けっしょう》交換《こうかん》などを行う部門とに大きく分かれている。

先述したように、私は一九八九年から九五年まで、ハーバード大学の付属病院であるマサチューセッツ総合病院の輸血部にいた。この病院は、常にメイヨークリニック、ジョーンズ・ホプキンス病院と並んで、アメリカのベスト3の病院にランクされており、患者には政治家をはじめ著名人が多いことで知られている。大統領補佐官であったヘンリー・キッシンジャーが入院したときには、彼の病室の両隣りを警備の人にあてがい、病室からホワイトハウスのニクソン大統領に直通の電話を設置したことなどが逸話として残っている。

マサチューセッツ総合病院は、その医療と医師の質において、それまで勤めていた日本の病院とは明らかに次元の異なる病院であった。非常に優秀な医師たち、その中には世界的に有名な人が何人もいた。また、そこの輸血部の検査技師長は優秀なだけでなく、強いリーダーシップをもっているとともに、とても性格の良い人だったので、多くの人たちの人望を集めていた。ナースも優秀で患者の状態をよく把握しており、医師である私と同じレベルでの会話をすることができた。

また、言うまでもなく世界最高と言われるハーバード大学の医学生は極めて優秀で、彼らの書くカルテは精密ですべてを網羅した、まるで参考書に載せたくなるようなものであった。

レジデントは、患者のことをノートを見ずに暗記してプレゼンテーションをするよう義務付けられており、患者のすべてを完璧なまでに把握していた。だから、マサチューセッツ総合病院のレジデントは、全米の著名な医学部出身の、しかも成績がトップクラスの人ばかりであった。そこからノーベル賞を受賞したような人も過去に何人かいた。

その輸血部は、輸血部長一人、副部長二人、フェローとレジデントという研修医が二人、約五〇人の検査技師、二〇人のナース、そして十数名の事務系職員からなる大きな部門であった。

それに比べると、ハーネマン病院の輸血部はいかにもみすぼらしかった。輸血部の医師は輸血部長である私一人、検査技師が一〇人ほど、そして五人の献血や血漿交換を担当する職員と一人の事務職員がいるのみであった。

治療的な血漿交換をしているにもかかわらず、ナースは一人もおらず、資格をもっていない検査技師がそれらを行っていた。あらためて、アメリカのベスト3にランクされる病院と、ベスト50にも顔を出さない病院との違いを思い知らされることになった。

しかし、病院の質の違いはそんなところだけではなかった。たとえば、血漿交換は患者の体重や赤血球の量に応じて、その交換量を設定する必要があるのだが、そこでは全くそのような違いにはお構いなしに、一律二リットルに決めて血漿交換が行われていた。体重五〇キロの人にも一二〇キロの人にも、いつも同じ量の血漿交換が行われてた。

そして医師の指示もなしに、検査技師が勝手に前《まえ》投薬などを静脈注射しているのを知り、心底驚いたものである。しかも使用している器械は、一〇年も昔の型の古いものであった。私はそれを見て、「これは大変なところに来てしまったようだ」と感じ始めていた。

私の担当は、輸血部そして血液凝固部のはずだったが、ボストンでのレジデントの頃にわずか二、三ヶ月しか経験していない、細菌検査や免疫などの血液検査の診断にもかかわるようにと言われた。そして、六週間に一度、一週間のオンコール（自宅当直）があったが、自分の専門ではない全く畑違いのことまでカバーする必要があることを知らされた。

特に細菌検査は私の不得意とするところであったが、細菌検査部長が医師の資格のない研究者であったために医療行為ができず、臨床に関することは医師免許をもっている医師がカバーする必要があった。

私は輸血や血液凝固に関しては、人並み以上にできるという自信があったが、それ以外のことに関して自信もなかったし、また興味もなかった。ちょうど、血液内科の医師が循環器や消化器を診るようなものである。一般病院なら分かるが、大学病院でこのようなことをしているとはとても信じられなかった。

しかし、そうした驚きは、これから起こる出来事の序章にしかすぎなかったのである。

無意味な会議

私は一九八九年から九五年までボストンにあるマサチューセッツ総合病院で、レジデントとフェローを経験したあと、後述する〝ツー・イヤー・ルール〟のために日本に戻ることになった。

日本では医科大学の輸血学の助教授の職を得たので、マサチューセッツ総合病院の輸血部に匹敵する体制を作ることを夢見て帰国したのだが、それが全くかなわない夢であることをすぐに思い知らされた。

たとえば、輸血部はウィークデイの八時から五時までしかオープンしておらず、その他の時間は、医師、主として研修医が、輸血検査技師がしていることを代わりにする必要があった。輸血検査に不慣れな医師がミスを犯しやすいことが常々指摘されているにもかかわらずである。限られた人数で輸血部を二四時間オープンすることは到底不可能であった。

アメリカでは、どんな病院であっても、医師が医療の合い間に直接試験管を振って輸血検査をすることなどあり得ない。医師には、その資格がないのである。輸血検査のトレーニングを何ヶ月か受けて、日常の検査ができると認められた検査技師のみができることである。

これは日米の検査体制の違いを示す数ある例のほんの一つにすぎないが、検査のあり方、ひいては病院のあり方の違いを変えることは不可能なことであった。根本的なまでの違いがそこにはあったということである。

日本に戻って、そのような経緯で逆カルチャーショックに陥り、結局九七年には再びアメリカに戻ることになった。しかし、それまでアメリカの病院と言えば、マサチューセッツ総合病院しか知らず、ある程度の違いはあったとしても、アメリカの病院の多くは同レベルにあるのだろうという幻想を私は持っていた。

だから、アレゲーニ大学付属ハーネマン病院に来て、これがアメリカの大学病院なのかと驚いたというよりは、むしろ衝撃を受けたという表現のほうが正しい。

たとえば、ほとんど内容のない会議が数多く開かれていた。それらは、何かを決めるとか、議論を尽して将来の方針を決めるというような建設的なものでは到底なかった。もっとも会議に出席している人のごく一部、ことに司会者は、それらの会議が意味のある重要なものと思っている様子であった。会議が終わって、「さて、われわれは一体何を討議したのだろう」「会議の目的は一体何だったのだろう」と思うことがしばしばあった。

当時、生化学検査部の部長であったデーブとは、よく今の会議でいったい何を決めたのかということを話すことがあった。初めは私の英語力のせいで、会議の中身をよく理解できなかったのかと思っていたが、彼と話していて、決してそうではないことが分かった。いつも焦点のはっきりしない議題が多く、お互いに会議の内容について、あとになって「そうではない」「いや、こうだ」などと話し合わなければならなかった。

言えることは、事務職員が自分たちの存在価値を示すために、意味のない会議を多く招集していたということである。今、振り返ってみると、こういう小さい無駄の積み重ねが病院全体の生産性の低下を招き、シンプルであるべきシステムをより複雑にしていたのだろうと思う。

レジデントの九〇%が外国人

アメリカの研修医は、一年目は通常インターンと呼ばれ、二年目以降はレジデントと呼ばれている。レジデントとは〝住人〟という意味である。医学部を卒業した直後の研修医は、忙しくて家に帰る暇もなくほとんど病院に住んでいるようなものであるところから、そう呼ばれるようになったらしい。

マサチューセッツ総合病院では、先に述べたようにレジデントは皆極めて優秀な人たちで、ほとんどがハーバード大学、ペンシルベニア大学、ワシントン大学、コロンビア大学などアメリカのトップ5の大学を、トップクラスの成績で卒業した人たちばかりだった。

私は二年間のレジデントを終えた後、彼らを教える立場になったが、彼らから学ぶことも非常に多かった。マサチューセッツ総合病院のレジデントになるにはアメリカの有名大学の医学部をトップクラスで卒業しないと非常に難しく、それゆえに外国の医学部出身者が入り込むことはとてもむずかしいことだった。

ところが、アレゲーニ大学での様子は全く違っていた。病理学教室のレジデントの九〇%は外国人、なかでも中国人とインド人がほとんどであった。中国人の場合、まず研究の名目でアメリカのビザを取得して入国し、その間に永住権(グリーンカード)を取るとともに、何らかの研究をしながら外国の医学部卒業生のための機関ECFMG(Educational Commission for Foreign Medical Graduates)の試験を受けて、どこかの病院のレジデントに入り込むというのが常套手段であった。

中国を合法的に出国することが決して容易ではない彼らは、いったんアメリカに入国すると、あらゆる手段を使って滞在し続けようとしていた。本来、外国人は研修修了後には自国に戻ることが要求されているが、合法的に永住権を取得してしまえば、帰国する必要はないのである。

ちなみに、ほとんどの日本人は、アメリカで医療研修を受ける際にECFMGが発行を申請する研修ビザで渡米するので、その場合、研修が終了した後は少なくとも二年間日本に戻って、アメリカでの研修成果を還元することが義務づけられており、そのままアメリカに留まることは通常できない。

これが先に述べた、〝ツー・イヤー・ルール〟である。その義務を免除してもらうことは可能だが、それが認められるのは極めて難しく（各州で一年間ごとにそのための少数の枠が決められている）、多くの労力と時間とお金を必要とする。

アレゲーニ大学の残り一〇％のレジデントであるアメリカの医学部を卒業したアメリカ人は皆、何らかの問題をもってやってきた人であった。

どうみても五〇歳を超える年齢に見える男性は、一〇年以上検査技師をしてから医学部に入り直した人だったが、医師免許を取得する最後の関門の試験に五回不合格となったために、ハーネマン病院を辞めざるを得なかった。もう一人は中国系アメリカ人の男性で、女性のレジデントに暴力を振るったということで辞めさせられた。

この二人の代わりにやってきたのは、アメリカの医学部を卒業してフロリダの病院でレジデントをしていたが、アルコール中毒のために追い出された男性と、うつ病で前の病院を一週間ほどで退職してしばらくぶらぶらしていた男性、小児科のレジデントで同じくうつ病で前の病院を辞めた女性、このいわく付きの三人が新たに加わったのである。

彼らは知識がないばかりでなく、論理的な思考力も欠如しており、アメリカの医学部を出ていても、このような人たちがいるのだと驚くばかりであった。

私は輸血と血液凝固を教えていたが、講義をしても翌日には教えたことをすべて忘れるような人たちであり、教えることの好きな私も、どのようにして彼らを教育したらよいか分からず、ただ疲労感のみが残った。

すべての点において、このハーネマン病院とアメリカのトップ3に入るマチューセッツ総合病院との差は歴然としていた。これからの長い苦労を考えて、私は大きなため息をついた。

最高経営責任者シェリーフ

アレゲーニ大学は、一九九〇年代の初めに、ピッツバーグにあるアレゲーニ総合病院のグループがフィラデルフィアに乗り込んできて、ハーネマン医科大学とペンシルベニア医科大学の二つを買収・統合して創設されたものであった。そして、その二つの医科大学の関連であった病院を、次から次へと買収していったのである。

ちなみに、ペンシルベニア医科大学は、アメリカのトップ3にいつもランクされているペンシルベニア大学とは全く無関係である。私自身、初めのうち混同していたのだが、前者は「**Medical College of Pennsylvania**」であり、後者は「**University of Pennsylvania**」である。残念ながら、ハーネマン医科大学もペンシルベニア医科大学も、全米のトップ50に登場したことは一度もなかった。

ピッツバーグのアレゲーニ総合病院の経営最高責任者であったシェリーフは、二〇代はじめにエジプトからアメリカへ移住してきて、病院のカフェテリアの事務職員から勤め始めた人物であった。それが、間もなくカフェテリアのマネージャーに昇格し、病院の事務長になり、そして四〇代はじめにはその経営手腕を買われ、経営最高責任者に上りつめたという輝かしい経歴の持ち主である。シェリーフの経営手腕は天才的とさえ言われていた。

アレゲーニ総合病院はピッツバーグで非常に多くの収益を上げていたので、フィラデルフィアで大学病院を買収して、さらにそのグループを広げようという夢をもって乗り込んできたのである。

このシェリーフの人柄を示す話を紹介しよう。

彼には、二度目の奥さんとの間に男の子がいた。休日にはその子のサッカーの練習に一緒について行っては見学していたそうだが、あるとき、彼のほうにボールが転がってきたので、シェリーフは思い切りそれを蹴り返した。ところが運悪く、そのボールは他の子どもに当たってしまい、その子は泣き出した。

しかし、シェリーフはそれを見ても全く知らない振りをしていたという。それを見ていた他の親たちが怒り、その子に謝るか、あるいはシェリーフの子がサッカーチームを去るか選択を迫った。彼は、何も言わずに自分の息子とともに去って行ったというのである。これは、倒産した後に放映されたテレビ番組で取り上げられていた話である。

また、ある女子学生のアレゲーニ大学への入学を、通常の手続きを経ないで認めさせたという話も後日明らかになった。その女性とどのような関係にあったかは明らかになっていないが、経営最高責任者という立場を利用して、入試委員会に強引に圧力をかけたという。

シェリーフは経営に関しては有能であったが、このエピソードで分かるように、他人に何かを指図されることを極めて嫌ったと言われる。他人の意見に耳を傾けないという彼の性格が、結局は大学やその関連病院の倒産をもたらしたのであろう。

大学と病院を次々に買収した後、彼は全米から、患者を多く集められる著名な医者を次々に高い給料で招いた。その勢いは、フィラデルフィア市内にあるペンシルベニア大学、トーマス・ジェファソン大学、テンプル大学などの有名大学病院にとっても脅威であった。

四つの誤算

もともとフィラデルフィアは、その街の大きさに比べて、医科大学と医師の数が多すぎると言われていた。しかし、それ以外に彼には四つの誤算があった。一つは、古くからいた有能な医師や職員の多くが、シェリーフの他人の意見に耳をかさない独断的なやり方に反感を持ち去って行ったことである。

二つめは、高度のケアが必要な患者が思ったほど集まらなかったことである。アレゲーニ大学がいくら有名な教授を外から引き抜いてきたとは言っても、何の地盤のないところで患者の数は急には増えないものである。

三つめの誤算は、複雑な仕組みをもった医療保険の支払いを事務方が過小評価していたことである。これがおそらく最大の誤算であっただろう。

アメリカでは、医療行為がなされた後、病院が保険会社に医療費の支払いを請求するが、平均してその請求の半分ほどしか支払われないのが実情である。一例を挙げると、急性虫垂炎の手術をして三日間入院した場合、病院は七〇〇〇ドルの請求を保険会社にする。しかし、実際に請求が認められるのは通常その半分の三五〇〇ドルくらいである。実費として三〇〇〇ドルほどかかっていれば、それでも五〇〇ドルの儲けになる。ところがアレゲーニ大学の病院では、保険会社から支払われた額は、請求額の約二〇％ほどにすぎなかったという。

その理由は、請求漏れが多いのと、日本でいうレセプトがしっかりと記載されていないためであった。レセプトとは、一ヶ月ごとに個々の患者に行った検査・治療などの明細を保険の支払い基金に請求する書類である。

アメリカでは入院患者は一律定額支払いなので、不必要な検査や投薬などをすると、それだけで赤字になる仕組みになっている。医師の能力が低いと、診断の前に無駄な臨床検査を繰り返し、異常として出てきたデータの結果から病気を探すという医療を行う。このような不必要な検査で、赤字がどんどん膨らんでいるにもかかわらず、誰もそれを改善しようとしなかったのであった。したがって、いくら患者の数が増えても、病院の出費がそれ以上に増え続けて、収益は上がらなかったのである。

最後の誤算は、医科大学の経営は非常に困難といわれている中で、病院のみならず二つの医科大学を買収してしまったことであった。このために、毎月約一〇万ドルから二〇万ドルの赤字があったと言われる。なぜ医科大学の経営が非常に難しいことがわかっていながら、病院だけの買収にとどめなかったのか。

ピッツバーグにあるアレゲーニ総合病院は、一定の評価を受けていた市中病院ではあったが、大学とは関係のない病院であった。シェリーフを含めたその病院幹部は、医科大学をも経営の支配下に入れて、すべての病院を医科大学付属病院にしたいという夢を持っていたといわれる。

現実からかけ離れた夢だけのために、グループの倒産という遠因を作ってしまったのであろうか。

ピンクスリップの意味

私が勤めはじめた八月には何の噂も聞こえてこなかったが、九月に入ると、医師や職員などの間で病院の経営状態がおかしいという噂が立ちはじめた。病院側は、不定期ではあるがわれわれ病院職員に対し「お知らせ」を発行して、経営がいかに良好であるかを強調していた。私はいったいどちらが本当なのか見当がつかなかったが、テレビや新聞のニュースなどでは、頻繁に経営状態の悪化が報じられるようになってきていた。

そして十月、突然一二〇〇人の病院職員がレイオフ（解雇）された。朝から病院前にはテレビ局の車が列をなしていた。レイオフされた人たちは、全く予告なく、その日突然〝ピンクスリップ〟を渡されたのである。ピンクの紙を渡されたということは、レイオフされるということを意味していた。

私の周りでも、何人かの検査技師、事務職員、ナース、警備員、給食課の職員、そして秘書がピンクスリップを渡されていた。彼らはその日のうちに荷物をまとめて、最後の給料を受け取り、去っていったのである。

病院側はレイオフされた人たちの「報復」を恐れて、管理部のあるところには厳重に鍵がかけられていた。病院が発行していた『アレゲーニ新聞』の仕事をしていた数人もレイオフされたので、それ以降、その新聞も廃刊となった。

後に公表されたことだが、そのときに一二〇〇人もレイオフしておきながら、経営陣だった十数人の理事たちには一万ドル単位のボーナスを支払っていたのである。

そして、主任教授クラスの人たちの給料が一〇％カットされた。もっとも、病理学教室の主任教授だったドクター・ボトルズは三〇万ドル以上の年収をとっていたし、またその夫人は婦人科の開業医であったこともあり、一〇％カットされたとしてもあまり生活には影響がないようであった。彼はフィラデルフィア近郊に、広大な庭とプールの付いた豪華な家を構えていた。

着任してからわずか二ヶ月の間に、大規模なレイオフが起こったことに若干驚いたもののの、その程度のことはマサチューセッツ総合病院でも経験していたので、私自身としてはその時はさほど深刻に考えてはいなかった。

九〇年頃から、アメリカ政府は医療費の病院への支払いを制限しており、どこの病院でも経営体制の見直し、そして合理化が必要とされていた。より良い医療をより低価格で提供するということが、病院が生き残るための唯一の方法であった。そのために経営側である事務職員の地位、発言力、権力が病院の中で飛躍的に上がっていった。

大学の関連病院では、医師と事務系職員とは全く対等の関係にあり、医師が何か新しいことを始めようとしても、採算が合わないなどの理由で事務方に潰されてしまうことも決して少なくなかった。

アレゲーニにとっては、このレイオフが経営危機の始まりを示すものであり、その後は坂道を転げ落ちるように倒産へと進んでいくことになる。

2 アメリカの医療制度

アレゲーニ大学と関連病院の倒産にまつわる事情を理解するためには、アメリカの医療制度を説明しておく必要がある。なぜならば、日米間の医療制度にはかなりの点で違いがあるからである。

医師免許制度の違い

アメリカでは、医師免許は州が発行するものなので、州を移るたびに免許を取り直す必要がある。たとえば、私はマサチューセッツ州、ペンシルベニア州、イリノイ州の医師免許を持っていたが、二〇〇一年にテキサス州に移ったことにより、また膨大な書類を集め直して、テキサス州の医師免許課に提出した。

そのなかには、出身大学の医学部長のサイン、教養部と医学部の成績証明書、臨床実習の証明書、卒業証書、厚生省（現・厚生労働省）発行の医師免許の英語訳などが含まれており、それらをすべて日本から取り寄せる必要があった。

州によっては、新たに試験を受けることを要求するところもある。たとえば、テキサス州では、医師免許を取得してから一〇年以上たっていたら、新たに医師国家試験を受け直さなくてはならない。ただし、その試験は、自分が専門としている科の専門医試験でも良い。

さらに、同州の医師法の試験は必須であり、合格点は七五点である。そのため、分厚い医師法の参考書を一冊読んで細かなところを暗記しなければならない。私は四週間ほど真剣に勉強して、九四点で合格することができた。

医師免許は州によって異なるが、通常一年から三年で更新する必要がある。その間に、医療ミスなどを犯したら、更新の際に州の医師免許委員会によって詳細に検討され、更新を認めるかどうかが審議される。交通違反を犯していたら、更新がスムースにいかない運転免許のようなものと考えてよいであろう。重大な医療事故を起こしていたら、更新ができなくなることもありうる。

そして、医師免許を持っている人のプロフィールは、ウェブサイトによって世界中の人が知ることができるようになっている。州によってその内容は異なるものの、おおむね出身大学、研修した病院、専門医の有無、免許の有効期限、発表した論文、犯罪歴、医療ミスで賠償金を支払ったことの有無などが記載されている。テキサス州の場合、生年月日が記載されているので、「どこそこの教授はあと何年で引退のようだ」などと囁く人もいる。

患者にとってみれば、これは非常に役立つ情報であろう。主治医がどのような経歴を持っていて、専門が何で、また過去に罪を犯したことがあるか、医療ミスで賠償金を支払ったことがあるか……などの情報を知ることができるからである。

医師の病院特権

アメリカにあって、日本には全くないシステムが、「病院特権（Hospital privilege）」である。耳慣れない言葉なので、これがどういうものか、少し詳しく説明したいと思う。

私もアメリカでレジデントをしていた頃は、このようなシステムが存在していることを全く知らなかった。アメリカでは、医師免許を持っているからといって、どの病院でも診療ができるわけではない。病院に分厚い書類を提出して、そこで診療をしてもいいという許可をそれぞれの病院ごとに受ける必要がある。これが病院特権である。

それには、どのような医療行為が許されるか、患者を入院させることができるか、外科治療をしてもいいか……などの特権が盛り込まれている。この病院特権は二年ごとに更新されるが、その間に重大な医療ミスを犯すと、病院特権は剥奪され、州の医務局に報告される。病院特権を剥奪されるということは、その医師にとっては大きなダメージであり、記録は生涯ついてまわる。

アレゲーニの関連病院に就職したある病理医が、結局そこの病院特権を取ることができずに、六ヶ月で辞めざるを得なかった。その理由は、それまで勤務していた病院の同僚医師が、「自分だったらこの医者は雇わない」などという手紙を、病院特権を認める委員会に送ったことが原因だったという。

私がシカゴのノースウェスタン大学病院に移ったとき、病院特権の申請に関して、私がそれまで在籍したアメリカの病院のみならず、日本の勤務先の病院にまで私の経歴が照会された。通常は自分で照会する人の名前を挙げるのだが、よもや日本にまで照会されることはないだろうと思ったので、アメリカにいる数名の人の名前しか挙げなかった。ところが、手紙は日本にも送られ、私が以前にいた大学の直接の上司だった人が私を非常に低く評価した回答を送ってきたため、病院特権を審査する委員長が「日本にいたときに、この人物と何か感情的な問題があったのか」と質問をしてきた。

というのは、アメリカ国内の病院からきた手紙はすべて私の医師としての資質・力量に対して高く評価してくれていたので、その評価の大きな違いに疑問を抱いたという。結果として、日本からの回答については、審査委員会で考慮するに値しないということになり、その後、問題なく病院特権が認められた。

病院特権がなければ、当直や外来を頼まれたからといって、全く知らない病院に行って直ちに医療を行うことは不可能である。また、病院側にとっても、日本のように医師免許を持っているかどうかさえも分からないような人が、予定された医師の代わりに突然やってくるということがないので、安心できるというわけである。

一般の開業医も、病院特権を取得することが可能である。それを持っていることにより、開業医であっても自分のクリニックで診ている患者の状態が悪くなったときに、病院特権のある病院に入院させたり、外科医であれば自分でその病院に行って手術をすることができる。

アレゲーニ大学では、少しでも多くの開業医に関連病院の病院特権を与えて、患者を増やそうと計画したのであった。それが失敗に終わったのは、開業医が同大学の関連病院のレベルを信頼していなかったからにほかならず、実際に彼らは病院特権を持っていたほかの病院に患者を送り続けた。その結果、アレゲーニの関連病院の患者数は増えることはなかった。

病院全体の質が低ければ、そこに自分の患者を送り込もうと思わないのは当然のことであろう。一人の開業医が三つ、四つの病院特権を持っていることは、決して珍しいことでもない。自分の患者を送って、そこで満足のいく治療を受けることができなければ、当然より良い病院に患者を送ることになる。

一方、病院側にしてみれば、少しでも多くの患者を送ってもらうために、自らの診療体制を整えるとともに、開業医にできるだけのサービスをする。

たとえば、ヒューストン市内にある約三〇〇床の私立病院では、医師専用のカフェテリアを用意し、そこでの食事をすべて無料にしている。それは、同病院の病院特権を持つ開業医のためのサービスということであった。飲み物やデザートを含め、レストランに匹敵する素晴らしいメニューが用意されているので、そこで朝食、昼食のみならず、夕食までとる医師もいるという。

厳しい専門医試験

日本では、心臓外科医が突然、内科・小児科の看板を掲げて開業することができるし、神経内科を標榜することもありうる。神経内科医が、自分は精神科も少しは知っているなどという自己申告により、開業したときにそれを標榜することも可能である。X線撮影ができるというだけで、放射線科を標榜することも可能である。あるいは臨床経験の全くない基礎医学にいた人が、開業することさえ可能である。つまり、医師免許を持っていることが、すべてを可能にしてしまうのである。

しかしアメリカでは、それは不可能なことである。私は日本では内科医であったが、アメリカでは臨床病理専門医・輸血専門医の資格なので、内科医を標榜することはできない。内科医を標榜したければ、内科のレジデントをやり直さなければならない。資格に厳しい病院では、たとえば心臓内科の専門医であっても、一般内科の専門医の期限が切れてそれを更新するために試験を受け直していなければ、心臓は診ることができても、他の一般内科の患者を診ることは原則としてできない。

これは極端なことであるが、専門性が強調されるという良い面もあるかわりに、悪い面もある。というのは心臓内科と一般内科の境界は、はっきりとしていないからである。たとえば、ある狭心症《きょうしんしょう》の患者のコレステロールが高かった場合、一般内科医にあらためて紹介して、コレステロールを下げる治療を依頼しなくてはならなくなるからである。

専門医の資格は、ほとんどの科の場合、一〇年ごとに試験を受け直して更新する必要がある。これは若いうちはよいが、五〇代にもなると非常に大きな負担である。合格率は科によって異なるが、一般的には五〇～六〇％なので、決してたやすい試験ではない。試験勉強をしている間、自分の仕事や研究はやはり二の次になる。

たとえば、三〇歳で一般内科専門医を取得し、それを維持したければ、少なくとも生涯にあと三回は、その試験を受け直さなければならない。小児科専門医は七年ごとに更新する必要があるが、試験が一年おきなので、実際には六年目には受け直す必要がある。

これは医師の側にとっては大変な負担だが、常に新しい医学の知識を得ているのは重要なことである。少なくとも専門医であれば、医療ミスを犯して、「二〇年前に自分が教わったときは、そうではなかったのだが……」などという言い訳はできないであろう。

専門医の資格を持っている、あるいは持ち続けているということは、その医師の資質を判断する重要な材料である。過去に専門医の資格を持っていても、期限が切れていれば、専門医の資格なしということになる。それはとりもなおさず、専門医の試験を受けなかったのか、あるいは合格しなかったということを意味している。

病院によっては、専門医としての資格がなければ病院特権を認めない、あるいは途中で剥奪するというところもある。それらの病院では、勤務している医師はすべて専門医の資格をもっているということを患者に宣伝している。

ピーターソン教授の失脚

ドクター・ピーターソンはニューヨークのコーネル大学から、私よりも二年前にアレゲーニに移ってきた、五〇歳近い血液病理の教授であった。彼女とのはじめての出会いは、私の面接のときであった。

彼女のオフィスは、フロアの一角のカーペットが敷き詰められたところの一番奥に位置しており、大きな窓のある非常にいい場所にあった。彼女の希望で、壁は真っ赤に塗られており、それは建物の外からでも窓を通してすぐに分かるほど目立っていた。

面接は午前十時三〇分だったので、予定の時間前に彼女のオフィスの外で待っていたが、秘書が顔を出して「彼女はまだ家にいる」ということで、面接は午後にまわされることになった。

午後彼女に会うと、「昨夜、妹が離婚をするというので、夜中の二時頃まで電話で話していたものだから、今日、オフィスに来るのが遅くなった。申し訳ない」と言い訳をした。それを聞いて私は内心「この人はあまりプロフェッショナルな人ではないな」と思ったが、そんなことは表情に出さずに、「That's okay」とだけ返事をした。

その他にも首を傾げたくなるようなことがあった。それは、私が日本いた頃に交わした彼女とのやりとりで、彼女が電子メールを使っていなかったことである。そのうえ、彼女から届いた普通郵便の手紙は、経費節減だとして、使用済みのコピー用紙の裏側に手書きでメッセージを書かれていた。

一九九七年に、アメリカの大学で電子メールを使っていない人は、コンピュータを全く使っていない人であり、アメリカのプロフェッショナルとしては珍しい存在である。しかも、それほど親しくなかった私に、使い古しの紙で手紙を送ってくるというのは、かなり風変わりな人だと思ったのである。

その手紙の内容は、大学とハーネマン病院における種々の状況の変化、そして彼女自身の地位の危うさといったものであった。彼女自身も、自分の評判が良くないことに気付きはじめていたようであった。というのは、彼女の血液病理の診断は、血液内科からひどく批判されていた。診断が信用できないというのである。

血液の病気の診断は骨髄などの病理診断に基づくものであり、もしそれが間違っていたら、血液内科医は適切な治療ができず、当然治るべき病気も治すことができない。

彼女のオフィスに、血液内科の主任教授がしばしば訪れて、一緒にスライドを顕微鏡で見ながら、診断をディスカッションしているのを見たことがあった。しかし実際には、血液内科の主任教授が一緒にスライドを見ないと彼女の診断が信用できなかった、というのが本当の理由のようであった。

そして十月のある日、突然、病理学教室の主任教授のドクター・ボトルズによって、彼女は血液病理部長を解任され、オフィスを直ちに明け渡すようにと通告されたのである。その日は、前もって予定されており、オフィスの荷物の運び出しから鍵を新しいものに変えるなどといった段取りがすべてなされていた。そのことを事前に知っていたのは、数人にすぎず、彼女には全くその瞬間まで知らされていなかった。

彼女は、私がアレゲーニにきて最初にもらった、窓のない狭いオフィスに移ることになり、代わりに私が彼女のオフィスに移動することになった。それ以降、彼女はハーネマン病院で臨床にかかわることを禁じられた。すなわち、先に述べた病院特権を剥奪されたのである。

また、翌年六月三〇日をもって、大学を解雇されることが通告された。私は彼女の突然の失脚に少なからず驚いた。現役教授がそのような形で突然職を追われることなど、少なくとも日本ではあり得ない。

それでも、次の職を探すだけの十分な時間を与えられたことは、彼女にとってラッキーであっただろう。なぜなら、倒産に伴って解雇された人は、一ヶ月も猶予期間はなかったからである。彼女の場合は数ヶ月間、何もしなくても給料をもらい続けることができた。ただ噂では、給料は大幅にカットされたということであった。

病院で彼女の姿を見かけることはほとんどなくなった。私が彼女の使っていたオフィスに移り、壁の色を白に塗り替えて完全に私のオフィスにした後、一度だけ訪れてきたことがあった。私は彼女に対してかけるべき言葉が見つからず、ただ、「どうしている？（How are you doing?）」とだけ挨拶した。

しばらくして、彼女がバージニア州の小さな民間病院に移ったという話を風の便りで聞いた。

3　医師の生産性

病理学教室主任教授ドクター・ボトルズ

私がアレゲーニ大学に赴任する約一年前に、病理学教室の主任教授が医学部長になったので、主任教授代行にドクター・イングランドが内部から昇格した。

各科の主任教授を選出するには、選考委員会を設置して公募し、少なくとも三人の候補者を選び、最後に投票で決めるというプロセスを経る必要があった。結果的に、主任教授代行であったイングランドは選ばれず、アイオワ大学にいたドクター・ボトルズが選ばれた。

主任教授になる人のほとんどは研究者タイプであるが、ボトルズは明らかに経営者タイプであった。イングランドに比べて人前で演説をするのがうまく、いかにも「やり手」という印象を人に与えた。

私自身はイングランドによって採用されたので、ボトルズが私をどのように評価するか、会うまで心配であった。しかし、私がアレゲーニに行く約一ヶ月前に着任していた彼は私に会うなり、「君のような人が来てくれて、われわれはとてもラッキーだ」と言ってくれたので、第一印象はとてもよかった。

もっともその時どの程度私のことを知っていたのかは定かではなく、それは単なる社交辞令に過ぎなかったのかもしれない。

彼は、大学の非常に複雑な経営内容を理解しようと努力していた。それとともに、病理学教室の医師たちの評価を行っていた。各個人の過去の研究業績のみならず、現在の様々な生産性を主にチェックしていたようである。

アメリカの大学病院は、それぞれの部門で完全に独立採算性である。そのため、各科の医師の給料は、原則的にそれぞれの科の儲けによって分配される。スタッフの定員も原則としては主任教授が決めることができる。人が多いほど一人が負担する仕事量は少なくなるが、給料も少なくなる。

大学病院であっても外科医ひとりひとりの収入が一般的に多いのは、手術を数多くこなして稼ぐことができるためである。それに比べると、病理医、小児科医、一般内科医の収入は決して多いとは言えなかった。

日本では、大学病院や公立病院の給料は、年齢、勤務年数、地位などによって決まり、一般的に他科の医師より長時間勤務する外科医であっても、給料に差があるわけではない。しかしアメリカでは各人の給料は様々であり、それを公然と口にすることはタブーであった。当時の私の給料は一〇万ドルであったが、私より一年前から来ていた生化学検査部長のデーブはわずか八万五〇〇〇ドルということを耳にした。

病院の重苦しい雰囲気

一九九七年十月に一二〇〇人がレイオフされてから、病院のなかの雰囲気は明らかに変わった。ポジティブな点では、皆が自分の役割、存在価値、生産性といったものを考え始めたことであろう。

大した役割を果たしていない、いわゆる中間管理職は、医者であっても事務職であっても、次にレイオフされるのは自分ではないかという恐れから、別の職を探し始める人が出始めた。優秀な人は他に職を見つけてさっさとアレゲーニを辞めていったが、それほど優秀でない人や、五〇代後半以降の人にとっては、新しい職を見つけるのは容易ではなかった。

そのなかの一人に、血液内科の教授のドクター・バロバがいた。アメリカでは教授や助教授などの地位と、病院の診療科の科長とはまったく別個のものである。助教授であっても診療科の主任（科長）になることは少ないながらもありうるし、教授だからといって病院のなかでの地位が高いということには決してならない。

教授・助教授という職は、あくまで医学部組織内での地位を意味するものである。助教授であった私が教授が務めていた輸血部長の職を奪ってそれに就いたということは、アメリカでは決して珍しいことではない。

これを理解するには、アメリカにおける講師・助教授・教授の決め方を説明する必要がある。それらのランクは、医学部では、研究・診療実績・教育などの要素をすべて評価して、所属科教室の主任教授の推薦を受けて、大学の昇任委員会が検討して最終的に承認する仕組みになっている。それらの規定は大学によって異なり、最も厳しい規定を設けているのはハーバード大学である。

たとえばハーバード大学の教授になるには、国際的な評価を受けている必要があり、それは、論文の数だけでなく、合計一〇通以上にもおよぶ内外からの推薦状を必要とする。また、教育の実績を客観的に評価するのは容易ではないが、学生からの評価も非常に重要な要素である。だから、ひとつの科に何人も教授がいることは当たり前のことである。

アメリカの教授・助教授などの昇任制度は、たとえて言えば、日本の相撲界で昇進していく仕組みと同じである。相撲界では、横綱や大関に定員があるわけではなく、一定の成績をあげて昇進の規定を満たしたなら、審議委員会が審議し、昇進を最終的に決定する。

一方、日本では、大学での地位とその付属病院での地位が同じに扱われていることが多く、内科の教授であればすなわち付属病院の内科の科長であることを意味することが多い。すなわち、原則として一つの科に教授は一人しかいないからである。

バロバは私がアレゲーニに行く前の輸血部長であったが、ＦＤＡ（食品医薬品局、日本の厚生労働省に相当する政府の機関）やアメリカ輸血学会の査察で多くの不備をさらけ出したため、輸血部長としての資質を問われて更迭されたのであった。また、輸血部は病院内の構成としては病理に属していたが、彼が病理医ではなく内科医であったことがもう一つの理由であった。

バロバはエール大学からハーバード大学医学部へと進んだ輝かしい経歴を持っている人であったが、「六〇歳になって新しい職を見つけるのは容易じゃないよ」と私と廊下ですれ違ったときにこぼしていた。過去の栄光よりも、現在の業績をより重んずるアメリカの風潮を象徴する良い例であろう。

次々に辞めていく医師たち

麻酔科はアメリカでも医師が少なく、民間病院での需要が非常に多いため、同科の何人かいる教授を含めて多くの医師がアレゲーニを辞めて民間病院に移っていった。そのために、手術が予定通りにできず、手術の件数を制限しなければならなかった。

当然、手術が必要な患者は長いこと待たされるために、フィラデルフィア市内の別の病院での手術を希望して去っていった。

悲惨だったのは脳外科である。脳外科の主任教授が、病院の全職員宛ての「お知らせ」を出した。それによると、八人中三人の脳外科医がすでに辞めて、残った五人のうち二人は間もなく非常勤になる。また、その五人のうち二人は小児脳外科医で、一日おきに当直にあたり、残された三人の脳外科医のうち二人は教授で、二人の年齢を合わせると一二三歳になる、という内容であった。

若い脳外科医が次々に去って、教授クラスの人たちが一週間に何度も病院当直あるいはオンコール（自宅当直）を強いられるという異常な事態になっていた。そのような状態では、優秀なレジデントを集めることは不可能であった。

病院内での開業

日本の大学病院では考えられないことであるが、ハーネマン病院では二〇年以上にわたって、血液内科は完全に「開業医」の集合体をつくって独立採算制になっていた。

経営の形態は「開業医」であるが、診療所と入院ベッドはともにハーネマン病院のなかにあり、また医師たちは皆アレゲーニ大学の教授・助教授である。患者からの収入が、医師や事務員の給料、家賃にあたる場所代などにあてられて、病院はナース、患者の食事、清掃などを提供するという形態をとっていた。

その開業医集団の血液内科に対して、大学は新たにアトランタのエモリー大学から血液内科の主任教授を連れてきた。そのために、現在いる「開業医」の血液内科の主任教授と大学に雇われた新しい主任教授が血液内科のなかに同時に存在することになり、状況は非常に複雑であった。「一体どういう仕組みになっているのですか」と新しい主任教授に私が聞いたところ、「僕にもよく分からないのだよ」と彼は答えた。

彼は、ハーネマン病院にがんセンターをつくるということで、二億円の資金提供を約束されて来たのだが、そんなお金はすでにどこにもなかった。結局、そのうち彼もハーネマン病院を去り、オクラホマ大学の血液腫瘍内科の主任教授・がんセンターのセンター長として移っていった。

その後、オクラホマ大学病院の輸血部長に空席ができたとき、彼は私を強く推してくれたので面接に出かけたが、いろいろ考えた末に私はその誘いを辞退して、ベイラー医科大学を選んだという後日談がある。

内科の主任教授は、やはりアレゲーニ大学が連れてきた人であったが、三年で辞めて、ウィスコンシン大学の内科の主任教授として移っていった。

ハーネマン病院は許可ベッド数は六五〇床であったが、若い活動的な医師、優秀な医師がどんどん辞め、手術数も制限され、また、様々なスタッフが削られて、実際の入院患者数は二〇〇人以下に落ち込んでいた。

こうなると悪循環で、新しい人を雇うこともできず、患者数を増やすことは不可能であり、経営状態は悪化する一方であった。大学とハーネマン病院とを合わせると、一ヶ月にさらに一億円以上も赤字になっていた。アレゲーニは、まさに泥沼に入り込んでいた。

私のいた病理学教室では、主任教授のドクター・ボトルズのもとにスタッフミーティングが頻繁に開かれた。三〇人ほどの医師の間で、病院がどうなるのか、そしてさらにわれわれの職がどうなるのか、ということにディスカッションが集中した。

「病院は倒産するのですか」と口にする人もいたが、ボトルズは「大学病院というのは倒産しないのではないか」などと言って、今から考えると、全くピントのはずれた返答をしていた。私にしても当時は、病院が倒産する、そして倒産したら自分の職がなくなる、という図式は全く考えられなかった。

医師の生産性

医師の生産性が問われていたが、ここでいう生産性とは、いかに病理学教室の収入を上げるかということであった。それは、多くの患者、病理検体をこなすということや、研究資金を会社や政府から持ってくるということが含まれていた。

いくら多くの論文を発表していても、病理学教室そのものにお金をもたらさなければ、生産性は低いと見なされた。そしてドクター・ボトルズは、秘密裏に所属する医師を、将来残す人とレイオフする人の二つのグループに分けていた。

その噂が広まると、多くの人は自分がどちらに属するかを知りたがったが、それはごく一部の人にしか知らされなかった。私も赴任してから数ヶ月しかたっていなかったので、ひどく不安であった。

ただ輸血部の強みは、血漿交換や幹細胞採取《かんさいぼうさいしゅ》を多くするために、患者がいる限りは黙っていても収入があった。それらの患者数は、今から思うと不思議であるが、決して少なくならず、私はいつも忙しかった。

ボトルズに「私も職を探し始めようと思うのですが……」とかまをかけてみたら、「君には残ってもらいたいから、そんなことはするな」と言われたので、ひとまず安心した。

細菌学の教授は、六〇歳くらいで学生の教育を熱心にしていた人であったが、先にも述べたように医師免許を持っていない研究者であったため、レイオフされるグループに入っていた。

あとで分かったことであるが、病理のなかで、一〇人にのぼる人がレイオフされるグループに入っていた。レイオフされるグループには女性が多かったため、ボトルズは女性を差別しているのではないか、という噂も流れた。

ドクター・サザマは臨床病理部長で私の直接の上司であったが、彼女はレイオフされるグループに属していた。そしてある日突然、サザマが臨床病理部長の職を解かれることが発表された。その代行として、解剖病理の医師が就任した。サザマは役職を失った。その時点で、サザマは私の上司ではなくなったのであった。しばらくして、彼女はある試薬会社の非常勤コンサルタントの職を得て、同時に大学も非常勤となり、週三日のみ勤務するようになった。

このサザマの失脚には誰もが驚いた。ことにその時の医学部長はボトルズの前の病理の主任教授であり、サザマをとても買っていた人であったので、それに反する人事に心配の向きも多かった。ちなみに、その医学部長は女性であった。

医学部長の配下にあったサザマを敵にまわしたことで、結局六ヶ月後にボトルズ自身が失脚する大きな原因をつくってしまったのである。

当時五〇代後半のサザマはアメリカ輸血学会の重鎮であったが、その失脚によりキャリアを終えてしまうかと思われた。しかし、後日ヒューストンにある、がんセンターとしては世界一の規模と成績を誇るＭＤアンダーソンがんセンターの学生担当の副医学部長に抜擢され、二〇〇三年にはアメリカ輸血学会の会長にまでのぼりつめることになった。ボトルズによる粛清から、見事に立ち直ったと言えよう。

研究者たちの苦悩

病理学教室には、医師免許を持っている人以外に研究に専念する研究者が数人いた。彼らは政府や企業からの研究費を取って、自分の給料の一部を賄い、研究員や実験助手を雇っていた。そのなかには、日本から留学してきていた研究員もいた。

研究者たちは臨床をやらないために、学問の分野では著名な人であっても、経営が傾いている病院のなかでは立場が非常に弱かった。

自分の研究費から、研究室の賃貸料、電気代、水道代、ガス代などすべてを病院に支払う必要があった。研究者が大学からもらう給料は、おそらく一年間に五万ドルくらいであったろうと推測する。だから、自分の給料を賄えるだけの研究費がなければ、ひどく貧しいことになる。

アメリカ政府の研究機関などから多くの研究費を与えられている人ならまだしも、そうでない人は研究員や実験助手を解雇する必要があった。新しい「居場所」を求めて去って行った研究者も少なくなかった。新しい居場所とは、アレゲーニ大学の基礎系の教室であり、さらには企業や他の大学であった。

骨髄幹細胞の研究でピッツバーグから移ってきた教授は、大学と自分の研究費からフィラデルフィア近郊に大きな研究所を持っていたが、グループをかなり縮小してケンタッキーに移っていった。その結果、骨髄幹細胞採取のために新しく雇われた非常に優秀な二人のナースも辞めていった。私はこの優秀な二人を何とか輸血部で雇いたかったが、二人を雇う余分なお金などどこにもなかった。

私は当初一万五〇〇〇ドルの研究費を病理学教室からもらうという条件で着任したのだが、そんな約束が実行されるお金は全くなかった。研究者個人名義の寄付を受けていた研究者もいたが、そのお金さえも大学は運営費にまわしてしまい、研究に使うことができなかった。

これはもちろん違法であり、倒産後に警察が捜査したと聞いたが、それに関して経営最高責任者のシェリーフを含めて誰も逮捕されることはなかった。

フィラデルフィアという街

緑が多く、古さと新しさがよく調和し、また、いくつかのすばらしい美術館とオーケストラのある街フィラデルフィアを、私はとても気に入っていた。

映画『ロッキー』の舞台となったのもフィラデルフィアで、美術館の前の階段や公園通りでシルベスター・スタローンがジョギングしている場面は有名である。また、エイズを主題にした映画『フィラデルフィア』でも、トム・ハンクスがアカデミー賞を取っている。

ハーネマン病院の帰り道は、スクールキル川に沿って走っている高速を通り、練習しているフォアやエイトなどのボートを横に見て走るのは、とても気持ちのよいものであった。夜になると、川沿いに並んだいくつかのボートハウスが綺麗にライトアップされていた。

ボストンに比べると、家は安く、フレンドリーな人が多かった。妻はボストンではパーティーなどに行くと必ず「仕事は何をしているの？」と聞かれて、「主婦をしています」と答えると、プロフェッショナルでないということで何かバカにされたような雰囲気があったというが、フィラデルフィアでは近所に専業主婦も多く、そのようなことはなかった。

私もボストンで家のまわりの雪かきをしていたときに、うちの犬がうるさいといって何度か文句を言ってきた隣の女性に、「あんた英語しゃべるの」と聞かれたことがあった。私は若干むっとしながらも、丁寧に「もちろんしゃべります。私はマサチューセッツ総合病院で医者をしています」と言ったら、驚くほどに態度がかわって、満面の笑みをうかべて「How do you do, doctor?」などと言われた経験があった。

そのようにボストンはどちらかというと、お高くとまっている人が多いような印象を受けたが、フィラデルフィアではそのような不快な経験をしたことは一度もなかった。

私の家は病院から車で約二〇分のところにあり、寝室が四つ、風呂・トイレが四つで、またプールもある比較的ゆったりとした築四〇年程の家だった。前の住人はご主人が循環器内科の開業医、奥さんがペンシルベニア大学の放射線科の医師であった。彼らは、私たちに家を引き渡した後すぐに、気候のおだやかなフロリダで余生を過ごすために引っ越して行った。

春になると、庭のしだれ桜とつつじがいっせいに咲き出し、それは美しかった。九月をすぎると、美しい紅葉がフィラデルフィア郊外の山、丘、谷をすべて埋め尽くした。その頃になると、落ち葉が入るのを防ぐためと、水が凍らないようにするために、プールにカバーをする必要があった。

病院はともかくとして、実生活はとても快適であった。私は多くのところに移り住んだが、今でもフィラデルフィアは私の一番好きな街である。

4 家族の危機

登校拒否になった娘

傾いている病院に加えて、私は娘の将来が常に気になっていた。日本とアメリカとの間を三度にわたって移り住んだために、良い意味でも悪い意味でも一卵性双生児の二人の娘たちには非常に大きな影響を与えた。

小学校は千葉・ボストン・東京、中学校は東京・ボストン、高校はボストン・東京という具合に変わり、さらにまた東京の高校をやめてフィラデルフィアに行くということは、ティーンエージャーの彼女らにとっては、私の想像をはるかに超えた大変な問題であったようだ。

娘たちは英語も日本語と同じように話すことができたが、当時英語はやはり外国語であり、また日本語は同じ年齢の人たちに比べると遅れていた。すなわち、どちらの言葉も中途半端であり、自分たちのアイデンティティがどこにあるのか、という不安が大きかったようである。

一九九七年の八月にフィラデルフィアに行くことが決まった時、娘たちは一緒に来ることをひどく嫌がった。そして、四月からの東京での一学期は二人ともほとんど高校には行かなかった。いずれにしても中途半端になるし、また、どうせアメリカの高校に転校するのであれば、何の意味もないと思ったのであろう。とにかく嫌がる二人を何とか説得して、家族でフィラデルフィアに降り立った。

しかし、二人のうちの長女は渡米直後から、一日も早く日本に帰ることばかりを考えていた。その頃私は毎朝七時に車で家を出て、娘たちを高校で降ろし、それから病院へと向かう毎日だった。次女のほうはすぐにサッカー部と陸上部に所属して、新しい友達を作ろう、皆に溶け込もうという努力をしていた。

しかし長女のほうは、九月から高校に通い始めたものの、頭痛や腹痛を理由に早退や遅刻を繰り返し、十二月に入った頃からとうとう学校に行く時間になっても起きてこなくなった。学校に行かなくなって二週間ほどした頃、担任の先生が心配して連絡をしてきた。

妻と娘の三人で高校に行き、担任、副校長、そして心理学のカウンセラーとの面談を行った。「なぜ、学校が嫌なの?」という質問に対して、娘は「自分は外国人で皆から仲間はずれにされているから」と答えた。先生たちは解決策をいろいろと考え、何とか娘を説得して登校するように努力をしてくれたが、やはり行かなかった。

このような面談を数回繰り返したあと、ついにこれ以上休むと一年遅れることになるという通告を受け取ったが、それでも、娘はその後二度と学校に行くことはなかった。私としても、仕事を日中抜け出して学校に行って、実りのない面談を繰り返さなくてはならないことに、正直言って疲れていた。また、長女の将来を案じてみたところで、何の解決策も見出せなかった。

毎日夕方頃に起きだし、CDを聴いたり、日本にいる友達に手紙を書いたり、犬と遊んだりして、明け方になってから寝るという完全に昼夜が逆転した生活になった。毎日の睡眠時間は、おそらく一二時間を超していたであろう。働いてみてはどうかとも思ったが、その時ワーキングビザがあったのは私だけで、家族は働くことができなかった。

彼女は、将来に対する夢は何もないし、ただ日本に帰りたい、と繰り返して言うだけであった。ひどい時は、自分は生きている価値のない人間だと言うことさえあった。

一度心理療法士に紹介して、受診したことがあった。幸いにその心理療法士の若い女性は、長女の問題点をよく理解し、また、長女もその心理療法士を信頼して、心を開いてアメリカにいることの悩みをすべて話したようであった。このままカウンセリングを続ければ事態は好転するかもしれないと期待したが、間もなくその女性は独立したオフィスを持つためにフィラデルフィアを去ったため、途中であきらめざるを得なかった。

ある夜、娘はうつ状態のときに飲む薬、プロザックという精神安定剤を二〇錠以上、一度に口に入れてしまった。妻がそれにすぐに気づいて吐き出させなかったら、すべて吸収されてしまっていたことであろう。このことは、その翌日私の病院のオフィスに次のようなメールを英語でしてきたので、詳細を知ることができた。

Time really scares me. One way of running away from the fear is to sleep, the other is to drink...but last night, I felt depressed and hopeless and realized that I haven't been taking Prozac for a long time, so I took it out from the drawer, twisted and opened the cap, and took some out on my hand. There were ten capsules. I stared at it for a little while and put them in my mouth. By then, I was crying hysterically for no reason. I stared at the rest of the capsules in the container, and I think there were about the same amount left. I just gulped down the rest with milk. I felt scared, but more of a feeling of hopelessness. I guess I wouldn't have thrown up if mom didn't come to me. When she told me that I should get it out, I was like...oh yeah...I guess...to be totally honest, I don't want to see mom and dad die! I want to die before that. If someone would promise me that we could all die together some time...and that I won't be left alone... It's like in dodge ball; I was always the last one still inside. I can't catch, but I run around so I don't get hit.

（時が流れていくのはとてもこわい。それから逃れる方法は、寝ること、あるいはお酒を飲むこと……でも昨日の夜、とても落ち込んでいて、何の希望もなかった。そしてプロザックを長いこと飲んでいなかったことに気づき、そのビンを棚から取り出した。

キャップをひねって開けて、いくつかを手にとった。だいたい一〇カプセルくらいはあっただろうか。ちょっとの間それを見つめたあと、口の中に放り込んだ。そして、何のわけもなくヒステリックに泣き始めた。そしてまた、その薬のビンの残りを見つめた。だいたい同じくらいの数が残っていたと思う。その残りを一気にミルクでのどに流し込んだ。こわかったけれど、それ以上に、何の希望もないという気持ちのほうが強かった。

もし、その時お母さまが来なければ、それを吐き出さなかったと思う。お母さまに吐き出すようにと言われたとき……正直に言うと、お父さまとお母さまが先に死んでいくのを見たくない、自分が先に死んでしまいたい……もし皆一緒に死ねることが約束されるなら……そして私だけが最後に残されるのでなければ……それはまるでドッジボールのよう。最後まで中に取り残されるのは、いつも私だった。ボールをキャッチすることができないから、その中でただ逃げ回るだけ……）

その衝動的な行動は、自殺のきわめて危険な徴候であった。真剣に何とかしなくてはならないと思ったが、どうするのが最善の方法かわからなかった。長女は意に反してアメリカに来たことで、完全にうつ状態に陥っていたのである。

一般的に言って自殺するのは、うつ状態の治りかけのときに多い。問題は、治りかけかどうかということが、本人も含めて誰にもわからないということである。

その頃、妻が家のファミリールームと地下室の壁の塗り替えを始めていた。娘は小さい頃から絵を描くのが好きで、幼稚園や小学校の低学年の頃、何度か全国レベルの賞をとったことがあった。そのせいか壁を新しい色にするということに興味を持ったらしく、自分から進んでそれを手伝いはじめた。壁をすべて塗り替えるのは予想したよりも大変で、結局一週間ほどかかったが、それを母親と一緒にやり遂げたという満足感と達成感があったようであった。

何かをやってみるのも面白いと思ったのか、次には洋裁に興味をもち、布をいろいろと買ってきては、一ヶ月以上もの間母親に教わりながらひたすら洋裁を続け、自分の服を作ったり、私の寝巻きなどを作ってくれた。この頃の娘は、昼も夜もミシンに向かっていた。

それに飽きた頃、今度は、家にあるピアノを弾きはじめた。小さい頃二年間ほどピアノを習ったことがあったが、それ以来ほとんど弾くことのなかったピアノである。ショパンのピアノコンチェルトの緩徐楽章やノクターンなどのＣＤをヘッドフォンで聞きながら、それを真似して同じように弾こうと努力した。それは、ピアノ教師がひどくいやがる方法である。なぜならば、芸術は創造であり、人のまねをすべきではないから、という。しかし、一体何人の人がピアノを弾くことで真に芸術を創造できるのであろうか。

とにかく一日に何時間も集中してそのような練習を繰り返したおかげで、ピアノの先生がいなかったにもかかわらず、ホロビッツやブーニンが弾くショパンのように聞こえてきたものである。

隣に住んでいたリタイアした麻酔科医が、娘のピアノが聞こえてくるたびに窓を開けて聞いていると言ったので、彼女は気をよくしてさらに弾くようになった。ショパンのピアノ協奏曲第一番は私が小さいころからよく聞いていた曲であるが、今この第二楽章の甘くて哀しい旋律を聞くたびに、このつらい時期を思い出す。

次女のほうは毎日朝早くから夜まで、高校の生活、特に陸上部をエンジョイしていた。多くの友達もできて、フィラデルフィアの生活に完全に慣れたようであった。一方、長女は家にずっといて、一日まったく外に出ないということも決して珍しくなかった。それでも彼女は一応高校を卒業したいという気持ちだけはあったらしく、自宅で勉強をして高校を卒業する方法を探していた。高校を卒業すれば、日本に戻って大学に行くことができると思っていたようである。

ある日、シカゴに本拠を置く通信教育の高校をウェブサイトで見つけて、そこのパンフレットを取り寄せた。アメリカでは高校は義務教育なので、公立の授業料は無料であるが、通信教育は私立なので授業料は決して安くはなかった。

しかし、とにかく通信教育を受けたいというので、それを始めることにした。毎月、送られてきた教材を読み、テストに解答して送り返すというものであった。そこで高校卒業の資格をとって、日本の大学に行くというのが新たな彼女の目標になった。

あれだけ近くの公立高校に通学するのを嫌がった娘であったが、通信教育はきちんとこなした。化学や物理に関するいろいろな質問を私にしたり、また、多くの英単語を暗記するのを母親に手伝わせたりした。しかし、そのおかげで教科書を自分で読んで、考え、それに対する問題に答えを出すという習慣が身についていった。

これは、実に貴重な学習だったということが後に大学に進学してから分かった。すなわち、受け身ではなく、本やコンピュータからの知識を吸収して、自分で物事を考えていくという方法をその時に習得したのであった。

当時から娘はコンピュータを頻繁に使っており、私が病院のオフィスにいる時にもよくメールを送ってきていた。おかげで、親子のコミュニケーションがうまくとれるようになった。

娘にとって、それまで父親は何でも知っていて何でもできる偶像的な存在であったようだが、実は自分と同じように毎日悩み、疲れて生活をしているということを認識したらしい。面と向かって話せないことも、メールでなら伝えることができた。その頃英語でやりとりしたメールはすべて印刷して今でもとってあるが、三センチくらいの厚さになっている。

ようやく泥沼から抜け出して、明るい光が差し込んできたような気がした。

第一の転機

そうこうするうちに、私の永住権の申請が順調に進み、仕事をすることができる労働許可証が家族全員に送られてきた。

次女がまず家から三分ほどのところにあった、日本のデパートの地下にあるようなグルメマーケットの中にある、鶏肉屋のアルバイトの職をみつけ、引き続いて長女も、その中にあるパン屋の職を見つけてきた。パン屋はマーケットの一角にあり、店員はいつも一人だけという小さな店であった。

毎日朝七時半から十一時までの短い時間の仕事であったが、おかげで朝は早く起きるようになって、生活が規則正しくなった。彼女にとってそのようにして働くのは、日本でもアメリカでも初めての経験であった。

法律で定められている最低の時給から始まったのであったが、働き始めて間もなく、仕事をきちんとこなしているということで店のオーナーに信頼され、給料が上がった。他の店員の時には一日の収支が合わないことがほとんどなのに、娘の時はいつも百パーセント正確に合ったという。日本人は算数が得意だと言われるが、実際はアメリカ人の多くが計算が苦手ということであろう。

自分は外国人だから、と言って高校に行くのをやめてしまった娘だったが、その時に初めて、彼女はアメリカでも自分が一人の人間として認められている、と感ずるようになったという。

パン屋の客にも親切に接したので、チップをもらったり、またマーケットのほかの店員たちからもとてもかわいがられ、まわりの色々な人の生き方を見ることができたことで、自分の存在に自信を持つことができたようだった。

ことに黒人など、マイナリティ（少数派）と呼ばれている人たちと接することで、今でも彼らがどれだけ不平等な扱いを受けているかを知り、根深い人種問題について真剣に考えるようになった。さらには、アメリカにあこがれて移民してきた人たちの苦労話なども聞き、学ぶことが非常に多かったようである。

そうして自分がとても恵まれた環境にいるということに、やっと気付いたという。今から振り返ると、これが、おそらく彼女の人生における初めての大きな転機であったと思われる。

夢に描いた日本

その後、通信教育を半年ほどで無事終了させ、次女とほとんど同時に高校の卒業証書を手にし、日本の大学の帰国子女のための入学試験を受けに妻と二人で日本に行った。

娘にとっては、憧れの日本に戻れるということで期待で一杯だったというが、成田空港からの電車の中でビールを飲みながら大きな声で話している人がいるのを見て、とても驚いたという。というのは、アメリカのほとんどの州では、公共の場でお酒を飲むことが禁止されているからである。ことに、通勤電車やバスの中でお酒を飲んでいると、それだけで逮捕されることもありうる。

また、アメリカに比べると、日本はどこに行ってもいかにも狭かった。それにもかかわらず、人と車はあふれるほどで、そのためか人の心に余裕がないように見えた。人混みの中でぶつかっても、あやまる人もいなかった。日常の習慣のみならず、アメリカのカルチャーというものに娘はいつの間にか慣れてきていたのだった。

娘にとって、久しぶりの憧れの日本は、決してそれまで夢に描いていたような日本ではなかった。娘はこんなはずではなかったという思いで、二週間ほどの滞在を終えてアメリカに帰ってきた。

そして帰ってくると同時に、娘はハワイ大学とフィラデルフィアにあるテンプル大学からの合格通知を受けとった。ハワイは日本とアメリカ本土の真ん中にあり、どちらにも簡単に行けるからということと週末はビーチで遊べるという理由で、彼女は迷わずハワイ大学を選択した。

彼女がハワイ大学にいよいよ出発しようという時、フィラデルフィアの空港に、何人もの高校の友達が見送りにきた。その高校には結局三ヶ月ほどしか通わなかったのであったが、次女の友達のほとんどが彼女の友達になっていた。

「どうしてハワイのような遠いところに行ってしまうの？」と皆が別れを惜しみ、涙の別れとなった。その時、声をあげて泣いていた男の子もいたという。彼女にとって「自分は外国人だから差別されて友達ができない」という思いは、もう完全に過去のものになっていた。

第二の転機

ハワイ大学で一年が過ぎ、五月の末には夏休みになった。ヴァージニアの大学に行っていた次女は、私がレジデントをしていたマサチューセッツ総合病院のドクター・ラポサタに手紙を出して、夏休みの三ヶ月間、彼のもとで研究をさせてもらうことになっていた。長女のほうも特にほかにすることもなかったので、一緒にボストンに行って研究をさせてもらうことに決めた。

ラポサタは小学生のころから二人を知っており、快く受け入れてくれた。二人は三ヶ月間だけ住むためのアパートを探し、六月から研究生活が始まったが、私としては、長女のほうがいつまで続くだろうかと心配であった。

案の定、初日が終わったあと、早速長女が電話をしてきて、「朝の電車が混んでいて気分が悪くなった」と言ってきた。これではやはり長いことは続かないだろうと思ったが、結局文句を言ってきたのはその時かぎりで、それ以降、実験を非常にエンジョイするようになった。

何の知識もなかったアルコールと脂肪酸エチルエステルの研究であったが、それまでの蓄積された事実から新たな仮説を立て、それを証明する実験を自分で組み立てるという基礎科学への興味が呼び起こされたようであった。二人とも朝の七時半には研究室に行き、時には夜中過ぎまで残って自分の仕事に熱中した。その成果は、のちに二人が共著となった論文として国際医学雑誌に発表された。

マサチューセッツ総合病院での夏の三ヶ月を終え、長女は九月にハワイに戻ったのだが、彼女の価値観はそれまでとすっかり変わっていた。

夏休み前までは、ルームメートとともにアパートを借り、大勢の友達とのんびりと常夏のハワイの生活をエンジョイしていた彼女だったが、ボストンでの知的な刺激の多い生活で、完全に目が覚めたようであった。

夏休み前まで一緒に楽しく毎日を過ごしていたルームメートに「ここでは自分は勉強することができない」と言って、ハワイ大学にさっさと退学届けを出してしまった。友達たちは、娘の変貌ぶりに「どうしてこの夏でそんなに変わっちゃったの？」と驚いて彼女を止めようと説得したようだが、娘の決心は変わることはなかった。そして、たった三日間で自分の荷物を全部まとめてアパートも片付け、さっさとハワイを引き上げてしまった。

ハワイを発つとき、空港まで乗ったタクシーの運転手が「どこに行くの？」と聞いてきたという。「ボストンに行くんです」「ボストンで何するの？」「大学に行って、医者になるんです」それを聞いた運転手は、「アハハハ…」と笑った。運転手から見たら、まだほんの子供に見える私の娘がこれから医者になるための勉強をする、などと言ったのでさぞおかしかったのであろう。

シカゴに戻って（私はそのときはシカゴに移っていた）、彼女はすぐにインターネットでボストンのいくつかの大学を探し、マサチューセッツ総合病院のドクター・ラポサタの強力な推薦状をもらい、ハワイ大学の成績、ＳＡＴ（大学入学のための全米統一試験）、ＴＯＥＦＬの成績などで、すでに編入学の受付期間は過ぎていたにもかかわらず、ボストン大学に編入することができた。

こうして長女はハワイからボストンへと大学を転校し、その後医学部志望からビジネス志望へと変わっていったのだが、それにはマサチューセッツ総合病院のチーフレジデントで、ＭＢＡ（経営学修士）の資格を持っていた彼女のボーイフレンドの影響が非常に大きかったと言える。一〇歳年上の彼は、長女の生き方をそこで完全に変えてしまったのである。

一方、ヴァージニアの大学に進んでいた次女も、結局その後同じボストン大学に編入した。一時は二人とも一卵性双生児と見られるのをひどく嫌がったため、互いに違う大学を選び、そして遠く離れたところに住んだのであったが、二年後にはまた一緒に住み、同じ大学に通うことになった。

「今でも日本に戻りたいと思う？」と最近長女に聞いてみた。「行って短期間仕事をしてみたいとは思うけれど、住みたいとは思わない」と答えた。ビジネスを専攻している人にとって、日本は今でも興味深い存在のようである。でも、日本では女性が働き続けることに、今でも多くの困難があるということを知っていた。

登校拒否を繰り返し、一時アイデンティティを失いかけたことによって大いに苦しんだ長女が、再びそれを取り戻して生きる喜びを見つけたのは、このようないくつかの転機によるものであり、それは主に良き人たちとの出会いのおかげであったことは間違いないだろう。

娘たちの人生において、日本での生活とアメリカでの生活はすでに同じくらいの期間になった。私は娘たちと話をする時には日本語で話すことにしているが、彼女たちが二人で話をするときにはほとんど英語である。

二人は今、少しずつ日本の良さを認識しながら、それをアメリカで生かそうというスタンスに変わり、それがアイデンティティになっているようである。日米を何度か往復して、私が最終的に選んだ国アメリカ、しかも私たちにとってはアメリカでの故郷であるボストン、そこに今二人の娘が住んで大学に通い、そこでの生活に大いに満足している姿を見ると、何か運命的なものを感じずにはいられない。

二年後、二人はともに優等賞（Cum laude）をとってボストン大学を卒業することができた。小学校から大学まで、入学した学校と卒業した学校が同じであったことは、結局一度もなかったのである。

長女は、卒業後すぐにボストンの証券会社にコンピュータアナリストとして就職した。一八世紀にボストンで創設されたというこの会社は、世界中に支社をもち、もちろん東京にもあるので、将来ビジネスで日本を訪れてみたいと言っていた娘の夢もいつかかなう日がくるかも知れない。次女はヒューストンに戻ってきて、テキサス州立大学の公衆衛生の大学院へと進学した。

5 倒産前夜

病院の危機的な状況を、われわれよりもはるかによく把握していたであろう主任教授は、病理学教室内部での会議を頻繁に開いた。想像していた以上に病院の経営状態は悪く、そこで色々なことを聞かされたが、将来の明るい話は全くなかった。それでも、大学と病院が倒産して医者がたちまちにして職を失うことなどあり得ない話だという気がどこかしていた。ただ、研究をしたり論文を書いたりする時間が削られて、大変な時間の無駄をしているといつも感じていた。いまから振り返ってみても、会議に費やした時間とそれで得たものを比較して、大きな無駄をしていたと感ずる。

病院幹部との会議

当時ハーネマン病院では、勤務している医師全員が参加するメディカル・スタッフミーティングが頻繁に開かれていた。そのたびに、広い講堂は一杯になり、廊下の外まで人があふれるほどであった。外には、テレビ局のニュースカメラマンが何人かいた。

その会議では、リーダーシップの崩壊に対する厳しい意見が何人もの医師から出されていた。怒号や罵声こそなかったものの、医学部長や病院長に向かって、「経営状態がこれほどまでに悪化した理由を、一つでいいから挙げていただきい」「経営最高責任者はなぜ解雇されないのか」「どうやって患者を取り戻すつもりなのか」などの質問が次々に浴びせられた。医学部長と病院長は答えにならない答えを繰り返すのみで、参加者の不満はさらに募っていった。

約二時間におよぶメディカル・スタッフミーティングが終わって、私はどうしようもない虚無感に襲われれた。レベルの低い病院、レベルの低い医師たち、そして無能な経営者たち、先の明るい見通しは何一つなかった。

そのときあらためて、わずか数人の最高幹部の失敗、見通しの甘さ、そして怠慢などによって、このような巨大な組織でもいとも簡単に崩れてしまうものだということを感じないわけにはいかなかった。このめまぐるしく動き続ける医学界、医療事情についていくには、絶え間ない情報の収集と、それに対する適切な判断とリーダーシップが常に要求されていることを、身をもって学んだわけである。

忍び寄る経営難の影響

ハーネマン病院はいろいろな支払いが滞っており、アレゲーニ大学のチェック（小切手）は銀行では信用を失いつつあった。

給料のチェックを銀行に入れてそれを翌日おろそうとしても、「もう二、三日お待ちください」などと言われて、現金をおろすことができなかった。実際に大学からお金が銀行に振り込まれなければ、私のもらったチェックは紙切れでしかないわけである。

同じようなことは、輸血部にも起こった。赤十字が血液製剤《けつえきせいざい》を輸血部に配送する際、その代金と引き換えでなければ血液を渡さないという方法をとり始めたのである。

簡単に言えば、出前そばのツケはききませんよ、ということである。輸血部には昼夜を問わず血液が配達されるので、そのつど何千ドルもの現金を検査技師が渡すということは、現実問題としては不可能であった。

結局、一週間ごとに病院がチェックを赤十字に送り、その金額分だけは血液を渡すという方法で互いに合意した。すなわち、一週間分の血液の代金として一万ドルを前もって送り、そのお金を使い切るまでは血液製剤を配達してくれるということであった。

ということは、もし夜中に患者が出血して大量の輸血が必要になった場合でも、前金を使い切ってしまっていたなら、それ以上の血液は配達してくれないという最悪のシナリオが考えられた。そのような事態が起こったら、輸血部長の私が直接赤十字の最高責任者に掛け合って、人道上の観点からなんとか緊急に血液を送ってもらわなければいけないと覚悟をしていたが、幸いにそのようなトラブルは起こらなかった。

病理学教室のなかには、二つのコピーの器械があった。そのうちの一つが故障したが、その修理を病院が負担するのか、あるいは大学が負担するのかということでもめて、修理されないままであった。結局私がアレゲーニを辞めるまでの間、修理はされなかった。コピー用紙が少なくなると、余分にあったカラーの紙をコピーに使ったりした。ついには、たいして重要でないコピーには、使用済みの紙の裏を使うようにと指示された。ユーゴスラビアから来た女性のレジデントが、「まるで自分の国にいるみたい」とこぼしていた。

先にも述べたように、大量のレイオフに加えて、それまでに多くの病院職員が自主的に辞めていっていたので、あるとき、このようなメモが配られた。

「人員削減のため、以下のように変更することになりました。一、入院患者は各自で隣のマクドナルドあるいはケンタッキーフライドチキンで食事をとること。二、ガードマンはいないので夜勤のナースにはピストルを配るので各自それをもって自己防衛に努めること。三、掃除は二週間に一度になるので、病室の掃除は患者が自分あるいは家族で行うこと。四、枕カバーやシーツの洗濯は病院地下のコインランドリーで患者が各自行うこと」

などと書かれていた。これはもちろん悪い冗談であるが、多くの人は笑い、何人かの人は、病院の経費でコピーをしてこのようなものを配ったと言って怒った。しかし病院の経営状態は、これが冗談とは受け取りかねないような深刻な状況に陥っていた。

神経内科医との確執

神経内科の主任教授ドクター・シュワルツマンは、非常に傲慢でまた態度が誰に対しても横柄であり、何でも自分の思うようにいかないとすまないことで知られていた。以前にも一度、輸血部でトラブルになったことについては話を聞かされていた。何でも自分の妻の血液検査のために採血室にやってきた彼は、当然というような態度で何人もの人が待っているなかを割り込んで、真っ先に採血をしたという。

あるとき、そのシュワルツマンが私に電話をしてきた。「お宅の輸血部の職員が、血漿交換の必要な患者のリクエストを断ったのだが」と言った。

私は一八五センチで八二キロあるので、アメリカ人のなかにいても大きいほうであるが、彼は一七〇センチにも満たなかった。そのために、彼は〝ショートマンシンドローム〟をもっていると陰口を言う人がいた。「そんな症候群は聞いたことがなかったけど」と同僚に言うと、「身長が低いために自分を大きく見せようとして、より傲慢になる症候群」と説明してくれた。

そのとおり、彼の電話の口調は、彼の体を数倍に膨らませたように非常に威圧的であった。「そんなことは聞いていないし、何かの誤解でしょう」と私は言った。

どうも輸血部の職員が、ドクター・テルヤに直接電話するようにと言ったのが気に入らなかったらしい。電話で話しながら私が、「その疾患は血漿交換で改善するとは知られていない」というようなことを言ったら、突然、「私は神経内科の主任教授だ」と怒鳴った。私は数秒間沈黙した。そのように恫喝することで、私が「わかりました、おっしゃるようにします」と言うとでも思ったらしい。

もちろん、彼が主任教授であることは知っていたので、何と答えようか迷った。しかし私の堪忍袋の緒はすでに切れかかっていたので、口のほうが先に動いていた。「知っていますよ。ということは、あなたは血漿交換の専門家ではないということでしょう。決定をするのは輸血部長の私であり、神経内科の教授ではありません」と突っぱねた。彼はすかさず「これから血漿交換の必要な患者はほかの病院に送る」と言って、一方的に電話を切った。

非常に不愉快な思いが残り、こんなことで患者を他の病院に送り、アレゲーニはお金を失っていくのだと思った。

シュワルツマンはしばらくの間自分の患者を近くのトーマス・ジェファソン大学病院

に送っていたようであったが、間もなくほとんどの患者が戻ってきた。患者がハーネマン病院での血漿交換を希望したためであった。

どこにでも傲慢な人間はいるが、一流の大学や一流の病院には、事実に基づいて謙虚に学問的な会話のできる人が多い。しかし、ハーネマン病院のような三流の病院では、そのような会話はほとんど期待できなかった。

全米トップ3にランクされているマサチューセッツ総合病院でも、他科の医師と意見が激しく対立したことは何度かあったが、その後事実が分かるとかえっていい友人になったりしたものだった。

こういう毎日に、私は精神的にすっかり疲れきっていた。その頃、二〇年ほど前によく聴いていた、リヒャルト・シュトラウスの「英雄の生涯」を再び聴きだした。音楽は私にとって、まるでタイムマシンのようである。この曲を聴いていた昔の頃のいろいろな思い出が曲とともによみがえってきた。

この曲はシュトラウスが三四歳の時に作曲したものであり、全体が「英雄」「英雄の敵」「英雄の伴侶」「戦場での英雄」「英雄の業績」「英雄の引退と完成」の六部に分かれており、「英雄の伴侶」では、美しいバイオリンの独奏があり、「英雄の業績」では彼のそれまでに作曲した曲がいくつかとてもうまい具合に挿入されている。そして「英雄の敵」の部分のメロディは、能力のない同輩や批評家などが、彼の才能に嫉妬し、彼の曲を非難して悪口を言い続けているかのように聞こえる。

リヒャルト・シュトラウスのような大作曲家でさえも、まわりの敵に悩まされ続けながら、しかし自分のそれまでの業績を誇るように、「英雄の業績」の中に自分がそれまでに作曲した曲の旋律を挿入して、この極めて美しい曲を作曲したのだと、自分を慰めた。

彼にとって唯一の慰めは、「英雄の伴侶」で提示され、そして英雄の最期を看取る、美しくてやさしい妻であったのだろう。実際シュトラウスが八五歳で亡くなるのを看取った翌年、彼の妻も後を追うように他界したのであった。

私の家にはいつも音楽がある。一日が終わって、ワインを傾けながら家族と一緒にとる夕食と音楽とで、どんなに疲れていても、そのひとときだけ疲れを忘れることができた。

解雇された事務長

中央検査部には、キャンディスという事務長がいた。彼女は四〇代後半の背の高い金髪のきれいな人であったが、自分より下の人にはいつも横柄な態度で接していたので、ほとんどの検査技師は彼女を嫌っていた。

キャンディスのボスは病院の副経営最高責任者であり、臨床検査部長ではなかった。上司の威を借りた彼女は、私に何の相談もなく輸血部の検査システムを変えようとしたり、生化学検査部長のデーブをまったく無視して技師長を更迭するなどということをしていた。そのために、病理学教室の医師もひどく彼女を嫌っていた。

キャンディスのオフィスは私のオフィスの隣であったが、あるときドアの外から、キャンディスと細菌検査室の技師長と検査部の副事務長の三人の女性が、大きな声で言い争いをしているのが聞こえてきた。断片的にしか言っていることが聞こえないので、何を言い争っているのか分からなかったが、三人ともにヒステリックに言い合っていた。

細菌検査室の技師長は五〇代後半の普段は非常に物静かな人なので、彼女が大声で自説を主張しているのを聞いて、何か余程のことがあったのだろうと予測できた。

しばらく自分のオフィスで仕事を続けたが、いつまでも終わらないので、とうとう外に出て「What's going on?（いったい何をしているの?）」と言った。それでも三人は言い争いをやめず、仕方なく私はそのままその場を去り、カフェテリアに行って窓の外を眺めながらコーヒーを飲んだ。出るのはため息ばかりだった。

私は、かつて雰囲気の悪い職場に勤めた経験はあるが、このような上に立つ人たちが大声で言い争いをするような職場に勤めた経験はなかった。この一件の後間もなく、その細菌検査室の技師長は辞表を提出して、別の病院に移っていった。

私はその時、この無能な事務長を追い出す時がきたと思った。「英雄の生涯」の戦場の場面のごとく、私は戦闘を開始した。彼女の上司である副経営最高責任者に、彼女を辞めさせることを多くの人が希望している旨を告げ、それは同僚の医師や、検査技師たちから圧倒的な支持を得た。

そしてついにある日、キャンデスのオフィスに副経営最高責任者が訪れ、解雇することが告げられた。私は勝利をおさめた。彼女は即日自分のオフィスのものをまとめて、涙を流しながら去っていったという。その話を聞いて彼女に若干同情したものの、自分は正しいことをしたのだと言い聞かせた。

彼女の失敗の最大の原因は、人を尊敬しなかったこと、職員の個々のニーズを無視したこと、すなわちリーダーシップの欠如であった。

給料カット

一九九八年七月一日、年棒が一〇万ドル以上の医師は、一五パーセント給与カットされるという手紙を受け取った。私はその最低限の一〇万ドルだったので、それ以降八万五〇〇〇ドルになるということを意味していた。

その手紙を読んで、目の前が真っ暗になった。日ごろ恐れていた事態がついに来たのであった。それはただでさえぎりぎりの生活が、さらに苦しくなるということだった。

私は、直ちに自分にどのようなオプションがあるかを考え始めた。結局、ほかの病院を真剣に探すしかないという結論になったが、すぐに移ることは不可能である。少なくとも二つの面接をへて、新しい州の医師免許を取って、そして引っ越しして、ということなどで数ヶ月はかかる。

そこで病理学教室主任教授のドクター・ボトルズに、年棒が一〇万ドルの人が八万五〇〇〇ドルになり、九万五〇〇〇ドルの人がそのままであるのは不公平なので、スライド制にすべきである旨のメールを送った。そのときボトルズが経営者にそのような進言をしたのかどうかは定かではないが、結果的に私の給料はカットされないで済むことになった。

毎年七月一日は、新しいレジデントやフェローが勤務を始める日である。解雇されたピーターソン教授の代わりに、新しい血液病理の医師が赴任してきた。彼はテネシー州のバンダービルト大学でフェローを終えて、初めての職を得てやってきたのであった。

彼は、アレゲーニの経営状態がこれほどまでに悪いとは知らなかったという。三月に彼が職の面接に訪れたときに誰もそのことを言わず、また遠く離れたテネシー州では、大して報道されていなかったらしい。

誰もそれを彼に告げなかったことに対して、私はとても申し訳なく思った。彼は赴任してきたその日から、新しい職を探し始め、十月にはニューヨーク州のロチェスター大学に移っていった。

沈みゆくタイタニック

アレゲーニ大学は、その頃封切りされた映画『タイタニック』にちなんで、Sinking Titanic（沈んでいくタイタニック）と言われた。

確かに数年前にピッツバーグからフィラデルフィアに乗り込んできたときには、お金にモノを言わせて、二つの医科大学と八つもの病院を買収する勢いがあったので、タイタニックと称されたのであろう。しかしそのタイタニックは、ほとんど沈みかけていた。皆、自分は最後まで残ってタイタニックと運命をともにする気はない、自分は完全に沈む前に逃げ出すんだ、などと放言していた。

その頃に大学から出された「お知らせ」がいくつか私の手元に残っている。それを読むと、経営陣が藁にすがるように、色々なところに助けを求めて右往左往していたのがよくわかる。しかし、結果として実を結んだものは何一つなく、ただ余計な混乱を引き起こしただけであった。どこかの会社と提携するということが具体的に書かれていたが、結局何ひとつとして実現しなかった。

破産宣告

一九九八年七月二一日、アレゲーニ大学とその関連病院は、米連邦破産法第十一条を連邦破産裁判所に申請し、事実上倒産した。

私はそのとき、破産宣告には二種類あり、完全な破産で病院を直ちに閉鎖してしまう米連邦破産法第七条と、会社更生法の適用を申請する第十一条の二つがあることを学んだ。

アレゲーニの負債総額は一〇〇〇億円（一三億ドル）と言われた。その宣告の一週間ほど前からテレビ局や新聞社の車がいつも病院の横に止まっており、いつ破産申請するかと毎朝ニュースで流していたので、私は特に驚きはしなかった。「ついにきたか」と思っただけであった。

話題は、どこがアレゲーニ大学を買収するかということに移っていった。いくつかの病院経営の営利組織が名乗りを上げていたので、どこかが買ってくれるだろうという安心感があり、完全に閉鎖して路頭に迷うという心配はさほど切実なものではなかった。

破産後の病院

許可ベッド数は六〇〇以上あるものの、実際の入院患者数はその頃常に二〇〇を切っていた。しかし外来の患者数は以前と目に見えて変わることはなく、私のいた輸血部は同じように毎日の仕事があった。しかし、赤字続きで採算がまったく合わない診療科は、さらに人員の削減あるいは閉鎖などの対象となっていった。しばらくして、その一つであった歯科が閉鎖された。

それは科にとどまらず、関連病院全体にまで及び、八つの病院を一つの経営母体にするべく様々な試みがなされたのである。しかしそれには、かなりの無理があった。

たとえば、フィラデルフィアのダウンタウンにあるハーネマン病院には、小児科と産婦人科がなく、小児科の病院は車で約二〇分くらいの、周辺が極めて危険な地域にあり、産科は少し離れた郊外にあった。産科の患者が外科や内科の管理が必要になったとき、医師がそちらに出向くという方式をとっていたが、当然、すぐに処置をとることができず、夕方になってしまうということで、患者にとっても医師にとっても、とても不便なシステムであった。

また、臨床検査を中央化して、各病院の検査部は至急に結果が必要な血算《けっさん》や生化学の基本的なものなど最小限の検査にとどめて、緊急を要さないコレステロールやホルモンの検査など特殊なものは一つの病院に集中させようとした。

このような方式は、全米に存在する在郷軍人病院で行われている。在郷軍人病院のレベルは一般的に低く、病院側も患者側も活気がないことで知られている。この方式を取り入れることで若干の経費削減には役立つかもしれないが、風邪、腹痛等の患者が集中する病院と、難しい疾患を多く扱う大学病院を同等に扱うこと自体に無理があったと言えよう。

在郷軍人病院が一応成功しているように見える理由は、連邦政府によって運営されているために、病院の経営状態を心配する必要があまりなく、また組合を組織している職員のほとんどが定年まで大過なく過ごし、その後年金をもらうということに専念しているからであろう。

破産する前後から、カナダに本拠を置く臨床検査会社と提携をして、そこに臨床検査を集中させるという話があった。二四時間検査が可能なその検査会社に夕方までに検体を航空便で送り、翌朝までには結果が親コンピュータに入れられ、各病院で直ちに見ることができるという構想であった。しかし、検体の運送費やコンピュータネットワークのコストの面で折り合わないということが分かり、結局実現しなかった。

毎日の血液検査を隣の国に送るという発想はどうみても無理がある。いくら関係の良いアメリカとカナダであっても、やはり外国であることに変わりはなく、何よりも飛行機が天候の都合などで欠航したら、それだけで検査の結果が出なくなってしまうからである。

私にとってその構想は言語、宗教、習慣、価値観、政治観などの異なる世界を統一国家にしようということと同じくらい、無謀なことに思えた。「一〇年以内に世界を一つの国にする」と言ったら、誰も可能だとは思わないであろう。

アレゲーニが買収した八つの病院を一つにするという構想は、それと同じことではないだろうか。フィラデルフィアという大きな都市で、言葉こそ同じであっても、患者層、医師のレベル、それまでの経営理念など、一つの経営母体で運営するにはあまりにも違いが多すぎたのである。

主任教授不信任案の動議

病理学教室の主任教授ドクター・ボトルズは、医師の数を絞り込んで、グループ開業に変えようという方針をとろうとしていた。そのために弁護士や税理士を雇い、日夜幹部とともに会議を繰り返した。病理学教室を運営していく最低限の人数を確保して、それ以外の医師はレイオフされることになっていた。

彼は生産性の低い医師、他科から評判の悪い医師をレイオフしようとしていたので、その戦略は決して間違っていなかったと思う。しかし、そのようなレイオフされるべき医師の数が多すぎたのが、彼の誤算であった。実際、レイオフされる医師の数は過半数を超えていた。

ある日、病理学教室のスタッフミーティングが、病理学教室の医師の個人の家で休日に開かれた。私はその会議に欠席したために、何が討議されたのか知らなかったが、翌週の月曜日、ドクター・サザマが突然私のオフィスを訪れて会議の内容を告げた。

それは、主任教授のボトルズの不信任を突き付けるというものであった。私はそれを聞いて心底仰天した。何か不穏な動きがあることは、何人かのレジデントから聞いて知ってはいたが、このような形で解任要求を医学部長に出すということは、まったく予想をしていなかった。

私はその動議にサインをするように言われた。そのことは私にとってはいわば寝耳に水であったので、なんとかサインをしない理由を見つける必要があった。「夕方まで考えさせてもらっていいですか」とサザマに言った。「どうぞ。ただし、あなたがこれにサインをしなかった場合、あなたはボトルズの一味と見なされることをよく理解しておいてください」と脅すように言われた。

これは、ボトルズがわれわれの動議に基づいて解任された場合、その動議にサインをしなかった人たちは、一緒に出て行くように言われる可能性があることを意味していた。サザマが私のオフィスを出ていった後、私は自分のオフィスの椅子に座って、外の通りを見ながら考えた。どちらにつくべきか……数の上では、不信任動議を支持している医師のほうが多かった。

ランチを食べてオフィスに戻ってしばらくしたら、別の教授がやってきた。サザマよりもう少し冷静に状況を分析して、私にサインをすべきだと迫った。私はほとんど選択の余地がないまま、その動議にサインをした。

解雇されたボトルズ

翌日は、病理学教室の定例の会議が予定されていた。いつも時間に正確なドクター・ボトルズが時間きっかりに部屋に来て会議を開始するのであるが、そこには医学部長と病院長が来ていて、ボトルズの姿は見えなかった。

あとで聞いた話では、医学部長が直前に主任教授室に行って、そこで待機するように告げたらしい。ボトルズは何も理由が分からないまま、教授室にいたという。

会議が始まって、ドクター・サザマが主任教授の不信任案を医学部長に渡した。医学部長は、その理由を聞いた。サザマが意見を述べた後、医師一人ひとりが、意見を述べるように求められた。私はそのとき、ボトルズ不信任の積極的な意見を持ち合わせていなかったので、適当に当たり障りのないことを述べたにすぎなかった。

会議が終了して、ただちに主任教授解任の決議が教授室に待機していたボトルズに告げられた。彼にとって、まさしく晴天の霹靂であったろうと想像する。その日を境に、ボトルズに会うことは二度となかった。彼はそのまま教授室を去り、後日あらためて部屋の私物をすべて持ち出したという。

彼はしばらくの間無職であったようだが、夫人が産婦人科を開業していたので、一応家族が生活を続けていくことはできたであろう。それでも、毎月日本円にして一五〇万円以上の収入がなくなったのであるから、それ以前と同様のレベルの生活をすることができたとは思えない。

それから二年ほどして、彼はボストンのＤＮＡの検査をする会社の経営最高責任者の職を得た。しかしその職も二年しないうちに経営不振で追われ、ニューヨークのある会社でコンサルタントのようなことをした後、つい最近ミシガン州の中規模の病院組織の経営最高責任者に就任したということを聞いた。

6 病院の買収と、大学の合併吸収

職探し

傾いているタイタニック、どうしようもない経営者、無能な医者たち、これらが立ち直れるチャンスはあるのだろうか。同僚の生化学検査部長のデーブは、私が現在所属するベイラー医科大学の職を見つけて、移ることになった。

私もビザの問題が頭の片すみにありながらも、職を探し始めた。いつも職のウェブサイトや医療雑誌の求人広告に目を通し、興味のあるポジションを見つけると、すぐに応募した。

応募したなかのいくつかの大学病院からは良い返事をもらったが、残念ながらもう決まってしまったという返事や、返事が来ないところもあった。結局、ニューヨークのコロンビア大学、アラバマ大学、カリフォルニア州立大学デービス校、シカゴのノースウエスタン大学から面接の通知が来た。

私は正式に面接のテクニックを学んだことはないが、何回か繰り返すうちにいつの間にかある程度身に付けることができた。面接に際しては、交通費や宿泊費、食費などにかかる費用はすべて大学の負担であり、また、通常二度目の面接には配偶者も連れて行くことができる。旅行することによって、ある意味ではよい気分転換にもなった。

ことにアラバマ大学は、その地域の特殊性ということもあって、二度目の面接には、私の妻のみならず二人の娘まで招待してくれた。というのは、アラバマ大学は比較的いい大学であるにもかかわらず、アメリカ南部のために話す言葉の訛りはかなり強く、そのためにアラバマというだけで敬遠する人が決して少なくないからである。

久しぶりの家族旅行をそのような形ですることになったのに少々奇妙な感じもあったが、レンタカーを借りて住む家を見てまわり、娘たちは夜中にホテルのルームサービスをとってビデオを見たりして楽しんでいた。私はまるで主任教授の候補者のような扱いを受けているような気がして、とても気分が良かった。

ニューヨークにあるコロンビア大学にも面接に行ってかなり良い印象を持った。だから、妻と一緒にニューヨーク周辺に家探しに出かけたが、ちょうど東京のようなもので、三〇分以内のところに手頃な価格のまともな家を見つけることは不可能であった。コロンビア大学はレベルの非常に高い大学であったので、残念ではあったが、住むのに適当な家がなければ何ともしようがなかった。

カリフォルニア州立大学デービス校は、私が輸血とともに専門にしている血液凝固の仕事の役割がなかったので、一度目の面接に行ったあとで私から断った。ノースウェスタン大学は、一度目の面接に行ったあと、まず二度目の面接に呼ばれることはないだろうと思っていた。主任教授は有名な研究者であったが、臨床に関する理解がほとんどなく、何よりも私を面接したときにニコリともしなかったからである。

だから、二週間ほどしてから、突然主任教授から電話をもらって、二度目の面接に呼ばれたのには驚いた。そのときまでに、九分九厘アラバマ大学に行こうと決めていたので、ノースウェスタン大学の面接に行くことにはかなり迷った。しかし、相談したマサチューセッツ総合病院のドクター・ラポサタの言った「行って失うものは何もないだろう」の一言でシカゴに再び行くことになった。

結局、アラバマ大学を最終的に断わり、ノースウェスタン大学に行くことに決めた。

ノースウェスタン大学が、全米の医学部で二〇位前後にランクされている良い大学であるという評判も、私が選択した理由の一つであった。

新しい就職先が決まったので、倒産後のアレゲーニ大学を誰が買うか、その将来がどうなるかは、私の直接の関心事ではなくなった。しかし、今振り返ってみて、ノースウェスタン大学に行ったことが正しい選択であったかどうかは分からない。ただ、アラバマ大学もその後やはり赤字経営に転じて、そこから何人もの人が他の病院に移っていったと聞いた。

病院の買収

アレゲーニ大学と関連病院が倒産したあと、新聞やテレビはどこが買収するかを連日報道した。ある一定期限のうちにどこも買収しなかった場合には、言うまでもなく大学と病院のすべてが閉鎖されることになる。

しかし、バンガードとテネットという二つの営利団体が名乗りを挙げており、いずれどちらかが買うだろうと予想され、見通しとしては暗くなかった。当初バンガードが有力視されていたが、結局、テネットが約五〇〇億円で八つの病院を買収した。

テネットは全米に系列病院をいくつも抱えており、中央からそれぞれの病院に経営者を送り込み、同じ経営方針で各病院を支配している。医師個人の雇用には口出しをしないものの、各診療科の収支には常に目を光らせて、赤字になる科には経営の効率化を強く指示し、採算が合わない診療科は容赦なく切り捨てていた。

しかし、テネットが買収したのは病院だけであり、大学は対象外であった。営利団体と大学の経営とは相容れないものがあったのだろうと推測する。

アレゲーニ大学は、それまでのペンシルベニア医科大学とハーネマン医科大学が合併してできたものであったが、名称はＭＣＰハーネマン医科大学に変わり、その実質的な経営はフィラデルフィア市内にあるドレクセル大学が行うことになった。つまり、ＭＣＰハーネマン医科大学という名前で学長や医学部長が存在しても、ドレクセル大学の許可なしに彼らは何もすることができなかった。ＭＰＣハーネマン医科大学は、経営能力がないと見なされたのである。

現在アメリカでは、医科大学の経営は非常に困難であると言われている。授業料の収入は必要経費全体のせいぜい四分の一くらいしか占めていない。その他からの収入の道を見つけないかぎり、経営はまったく成り立たないのである。医学部長の重要な役割は、いかにしてお金を集めるかということである。そのなかで、卒業生や企業からの寄付がかなり大きな割合を占めている。

ちなみに最近、ＭＰＣハーネマン医科大学は完全にドレクセル大学に吸収され、ドレクセル大学医学部に変わった。医学部としての評価は、今でも五〇位のランクにも登場することはない。

慰留

破産当時の医学部長は、ほどなくカンサス大学の病理の主任教授になり転出した。そしてどこからか、新しい人が医学部長として赴任してきた。あとからあとから辞めていく医師を引き止めるのも、医学部長の重要な役割であった。

私も医学部長の秘書から突然電話をもらい、医学部長が会いたがっているので時間をとってほしいと言われた。会うには会ったが、私が留まろうと思うようないい話はまったくなかった。給料はそれまでの一〇万ドルから一三万五〇〇〇ドルに上げてくれたが、それも大したことではなく、実際そのときには私はもうこのような病院に勤めていることに辟易していた。

しかし、フィラデルフィアの家を売るのはなかなか気が進まなかった。われわれがアメリカで買った初めての家であり、フィラデルフィア市内から車で約一五分のところにあるメリオンという付近はとても閑寂な美しい住宅街だった。歩いて数分のところにバーンズコレクションという印象派のコレクションで有名な美術館があり、近所の住民のほとんどは医者か弁護士という非常に落ち着いた環境だった。実際、私の三軒隣まで皆医者であった。だからといって何か日常生活に違いがあるというわけではないが、犬の散歩などに出かけて、出会った人と会話を交わしても、共通点が多く会話がはずんだ。

留まるべきか、あるいは辞めるべきか、レジデント時代の私の指導者であったマサチューセッツ総合病院のドクター・ラポサタに相談した。

かえってきたEメール返事の最初の言葉は、You'd better leave. やYou should leave.

ではなく、You must leave.（辞めなくてはならない）という非常に強い言葉であった。

経営の不安定な大学病院にしがみついていると、容易に自分の時間を何年もムダにしてしまうというのが理由であった。全米のトップ50にもランクされないようなレベルの大学病院にいるのは、私のためにならないとも言われた。

母の死

一九八六年に私の叔母に第三期の卵巣がんが見つかった。手術と化学療法が比較的効果があったが、私がアメリカにいる間に亡くなった。

八九年に私が渡米する際、成田空港に見送りに来てくれた叔母と握手したとき、夏だというのにその冷たい手の感触に驚いた。その一ヶ月後、卵巣がんが脳に転移して、意識不明のまま静かに亡くなった。

卵巣がんを発症して婦人科で手術を受けた後、血液内科の医者をしていた私がずっとフォローしていたのだが、結局最期を看取ることはできなかった。音楽家であった叔母は、私に大量の楽譜のコレクションと二台のスタィンウェイのピアノを残してくれた。その経験から、自分の両親は何とか自分が看取ろうと考えていた。

アレゲーニ大学が倒産する前後あたりから、母の容態に変化が見られた。腹水がたまって食事があまりとれないということを聞いた。母は四〇年前に僧帽弁狭窄症《そうぼうべんきょうさくしょう》で心臓の手術を受け、心臓はよくなったものの、そのときの輸血が原因で慢性C型肝炎から肝硬変になっていた。肝がんはエコーや血液検査では見つかっていなかったが、腹水が減ることはなかった。それは、典型的な肝硬変の末期の徴候であった。ほとんど食事もとれず、以前に私が非常勤で勤めていた近くの病院に入院した。

その頃は、大学がちょうど倒産して買収先が決まるまでの何事も不安定な時期だったので、病院を離れ、しかも国外に出るということは、ある意味で危険であった。私がいない間に、事態がどのような方向に向いていくかまったく予断を許さなかったからである。帰ってきたら、自分の職がなくなっていたなどという事態も冗談ではなくありうることであった。

さらに永住権を申請している間は、許可なしにアメリカ国外に出ると再びアメリカに戻れなくなるため、移民局に行って再入国の許可をあらかじめ得る必要があった。この再入国許可の手続きは面倒なために、親が亡くなっても日本に帰ることができなかった、あるいは再入国許可を得ないで帰国したため、入国を拒否されたという話も耳にする。しかし母が病院の個室に入り、父と姉が交替で泊り込んでいるというのを聞いて、急きょ帰国することを決心した。移民弁護士に約五万円ほど支払って、すべての手続きの代行を頼んで、再入国許可を取って飛行機に乗った。

成田空港から直接病院へ向かい、久しぶりに両親と姉に会うことができた。母は食事がとれないので、高カロリー輸液を受けていたが、かなり弱っていることはすぐにわかった。私は時差ぼけを利用して、三晩病院に泊り込み、夜中に体位交換をしたり少量の水を口に含ませたり、看護に徹した。でも、特に熱もなかったので、この状態さえ乗り切れれば、また回復するだろうと考えていた。

アメリカとの時差は一四時間あるので、夜はまったく眠くならず、ベッドサイドで新聞を読んだり、久しぶりに日本のテレビを見たりしながら看病した。そして三晩日本に滞在しただけで、フィラデルフィアに戻った。それが遠く離れて住んでいる私ができたことのすべてであった。

私が帰る前日に、腹水を採取して濃縮して戻したところ、かなりの発熱があった。おそらく濃縮の過程で補体《ほたい》の一部が活性化されたものだから間もなく下熱するだろうと考えて、あまり気にとめてはいなかった。しかし、それ以降体力が急速に弱まり、その三週間後に母は亡くなった。

いつものように朝五時に起きてエクササイズをしようとして階下に降りると、ファックスが来ていることに気がついた。ただ一言「永眠されました」という、主治医の先生からの知らせであった。あまりに早い死に呆然とした。

自分が医者でありながら、母親の死を看取ることができなかったという罪悪感にさいなまされながら、告別式のために急きょ再び帰国した。

アメリカに永住を希望する日本人の医師はいるが、家庭の事情、特に親の面倒を見なくてはならないために断念した人を何人も知っている。私も当然そのような事情があったが、かなり悩んだ末にアメリカ永住を決意した。

私の両親、そして妻の両親は口に出して反対こそしなかったが、私たちが日本にもう戻ってこないということを聞いてひどく落胆したにちがいない。自分たちの面倒を見てくれるはずの娘や息子がそばにいなくなることへの大きな不安を持っただろうことは想像に難くない。

第II部

病めるアメリカ医療

1　ビザの問題

アレゲーニの倒産は、無能な経営者がおこした特異な事件なのか、それともこれからも起こりうる医療崩壊の一つの兆候なのであろうか。

私はフィラデルフィアにいる間は、前者であると考えていた。アメリカでもトップクラスのマサチューセッツ総合病院でさえも同様な危機を経験しながら、経営陣の的確な判断で切り抜けていたからである。

一方、アレゲーニは経営者をはじめとするすべてのスタッフが無能で、無節操に病院と医科大学を買収しまくった結果倒産に至ったと考えていた。しかし、その考えに対する答えを、私はシカゴのノースウェスタン大学に移ってから得ることができた。

ノースウェスタン大学の経営状態は非常に良い。たぶん経営ということに関して、経営陣は無能ではないからであろう。しかしそのために、いかに多くのものを犠牲にしていることか。そのために多くの不満をもつ医師をはじめとして、ナース、検査技師などが去っていくことになる。私は、ここにアメリカ医療の抱える矛盾と大きな問題を見ることができる。医師が個々の医学知識と経験から、ベストと考える医療をすることができない時代にすでになってきているのである。

フィラデルフィアを去る

フィラデルフィアの家は売り出す前に、噂を聞いて直接訪ねてきた人に売ることになった。今から考えると、もっと高く値段をつけても売れただろうと思うのだが、すでにあとの祭りである。うちはいつもこうやって、お金を失っていくのだと思った。

実際、家を買ってから二年で売り渡すというのは、非常にロスが大きいものである。買った時よりも二万ドル高い値段で売れたのであるが、それでも結果的には、住宅ローンの関係でそれ以上のお金を失うことになった。

いざフィラデルフィアを去るとなると、すべてが名残惜しかった。病院の同僚、検査技師、ナース、そして何人かの患者も私が去るのをとても惜しんでくれた。家は建ってから四〇年を経過していたにもかかわらず、とても綺麗に維持されており、また、四季折々に咲く庭の花々がとても美しかった。

一九九九年の五月には、娘の高校の〝プロム〟と呼ばれる卒業記念の正装のパーティがあり、娘たちの友達のカップルが一〇組わが家の庭に集まり、そこから皆でダックスフントのように長い、巨大なリムジンに乗ってパーティへと出かけていった。

まるで結婚式のようにドレスとタキシードできれいに着飾った高校生のカップルと、それを写真撮影しようという親たちが私の家の庭に集まり、春の花とあいまってそれは美しかった。高校には三ヶ月間しか通わなかった長女も、プロムドレスを買って、相手の男の子とともに参加した。

出発の日

ジープに載せられるだけの荷物を積んで、妻と一緒にシカゴへと発つことになった。

娘たちは、八月末にはそれぞれの大学に進むことになる。もうこれで娘たちと一緒に毎日生活することもなくなると思うと、無性に寂しかった。

別れを告げて出発する時、長女は別れを惜しんで涙を流していた。それを見て、私は何かとんでもない間違いを犯しているのではないか、という不安で一杯になった。テネットが買収した新しい病院にとどまることはできたし、そこで頑張ればよかったのではないか、給料も一三万五〇〇〇ドルにあげてくれたのだし、わざわざシカゴに移らなければならない理由はなかったのではないか、という気がしてきた。

もう一つ私が気になっていたのは、米国永住権の申請のことであった。その申請はほとんど最終段階に来ており、あと二、三ヶ月で最終的に認められることになっていたが、実際に永住権はまだ発行されていなかった。

私はビザに関しては、今から思えばかなり過小評価をしていた。アメリカにしばらく住んでいると、自分が外国人であるということをすっかり忘れてしまうものである。しかし外国人としてアメリカで仕事を続けたければ、ビザは命の次に大事であるということを、その後身をもって経験した。

一九九七年にアメリカに戻る際、永住権を取得してから渡米するつもりであったが、それが時間的にとても間に合わないことが分かり、労働ビザで入国した。

労働ビザとは、ある雇用者のもとでのみ有効であり、雇用者が変わったら新たな労働ビザを申請する必要がある。また、永住権の申請には色々な種類があるが、私の場合は雇用者を通して申請をしていたので、その雇用者が倒産した場合、厳密には初めからすべてやり直す必要があった。

永住権があれば、アメリカ市民とほとんど同じ権利がある。ただし、選挙権はないし、在郷軍人病院では例外はあるものの、原則的にアメリカ市民でなければ診療活動ができない。

倒産と自分のビザということをまったく結び付けて考えていなかったので、そこで順調に進んでいた永住権の申請に問題が生ずるということについて、まったく考えていなかった。

永住権の発行を知らせる移民局からの手紙は引っ越しても転送されない。そこで、それが届くまで妻がフィラデルフィアに残り、私は七月一日からシカゴに単身赴任することに決めた。私の移民弁護士によれば、それで実際上は問題はないということであった。

しかしその方法は今から考えると、非常に危険が大きかった。というのは、その当時、永住権の申請中に職を変わるとすべてをはじめからやり直す必要があり、それを避けるために私は、移民局に職が変わったことを届けないことにした。すなわち、私はアレゲーニに勤め続けているかのように装っていたのであり、正確にはそれは移民法違反になるということを私はあとで知ったのである。

米国の永住権の申請は、極めて多くの書類と、お金（主に弁護師費用）と、そして時間が必要である。それらの費用は大学がすべて負担してくれていたので、それをまた一からやり直すというのは大変な負担であった。

二〇〇一年から、「永住権を申請してから六ヶ月経過したら同様の職であれば変わってもよい」ということに法律は改正されたが、当時はそうではなかったのである。

もう一つ気になっていたのは、三月から申請していたイリノイ州の医師免許が七月になろうとしているのに、まだ取れていないことであった。その申請は二回書類不備で戻され、そのたびに日本の私の出身大学の事務に電話をして書類を取り寄せたりする必要があった。

今は若干改善されたようであるが、イリノイ州の医師免許取得のプロセスは非常に時間がかかることで知られており、私の同僚の一人は着任してから医師免許がとれなくて、六ヶ月以上も医療行為ができなかったくらいであった。

ノースウェスタン大学病院での初日

一九九九年七月一日、ノースウェスタン大学の病理学教室の主任教授室に赴き、今日から勤めますという挨拶をした。主任教授は基礎科学者であり、輸血のことや血液凝固のことは知らないばかりでなく、ほとんど関心がなかった。話はあっと言う間に終わり、私は病院の輸血部に向かった。

ノースウェスタン大学病院は二ヶ月前に新しい病棟がオープンしたばかりで、入口は広く、まるでホテルのロビーのようであった。病院の案内を頼りに、輸血部を探し当てることができた。

私がその日から来ることを知らされていた人は誰もいなかったらしく、最初は不審がられたが、とにかく初対面の輸血部検査技師長に挨拶して、私のオフィスはどこか聞いた。

私のオフィスは彼女の隣の部屋で、若い女の人が机に向って仕事をしていた。その部屋は物置きのように見えた。「先生が今日から来るということを知らなかったので、今すぐに片づけますから」と言ったが、そこは私がアレゲーニ大学ハーネマン病院で持っていたオフィスの約四分の一の広さしかなく、何よりもその検査技師長のオフィスよりも狭かった。「冗談だろう（No kidding）」と私は心の中でつぶやいた。

私の職は輸血部長であったが、輸血部長はもう一人いた。お互い部長・副部長という関係ではなく、二人ともCo-directorとよばれる地位であった。このシステムは日本にはないので、適当な日本語に置き換えることができないが、直訳すれば〝共同部長〟ということになる。

もう一人の輸血部長は一応まともな広さのオフィスをもっていたが、地位としては対等であるはずの私のオフィスが検査技師長よりも狭いのは信じられなかった。このCo-directorというのは、ボスが二人いることであるが、輸血部にはもう一人輸血部事務長なるボスがいることを初めて知った。だから、実際にはボスが三人いたのである。

このスーという輸血部事務長との対立が直接の原因で、二年後に私はノースウェスタン大学を辞めることになる。

とにかくその狭いオフィスでいくつか荷物の中味を開けかけたものの、すぐに送られてくる三〇個ほどの団ボールに詰まった本、膨大な書類などをどうやっておさめようかと思案した。

州の医師免許が最終的に取れたのは、それから二ヶ月してからであり、ノースウェスタン大学病院での病院特権が認められたのはさらにその一ヶ月後だった。だから十月になるまで、私は臨床に関わることができず、やることがほとんどなかった。毎日することがほとんどないにもかかわらず、朝同じ時間に出勤するというのは非常に苦痛であった。こういう気分を〝窓際族〟と呼ばれる人は味わっているのだろうと思った。

途中まで仕上げていた二つの論文を続けようとしたが、フィラデルフィアから送られてきた団ボールを開けて整理できるスペースはどこにもなく、その資料を多くの団ボールの中から探し出すことはほとんど不可能であった。

シカゴのアパート

はじめは単身赴任の状態だったので、まず、シカゴの南部にあるシカゴ大学の近くのアパートに二ヶ月間住んだ。

シカゴの南部はあまり治安のいいところではなく、夜中寝ている最中に必ず何度かパトカーのサイレンの音で起こされた。また、道を歩いていてバス代を貸してくれなどと、お金をせびられたことも何度かあった。私自身危険な目に遭ったことはなかったものの、住んでいるだけで、気が滅入ってくるような環境であった。

近くのケンタッキーフライドチキンに夕食を買いに行くと、黒人のお母さんと五、六歳くらいの息子が店の前に立っていて、「この子に何か食べさせてやってください」と言われたこともあった。ひどく悲しい気分になり、私と同じものを彼にも買い与えたことがあった。

二ヶ月ほどして、病院から車で三〇分ほどのアパートに移った。アパートの建物の中には、フィットネスやプール、コンビニエンスストアなどがあった。はじめのアパートよりは設備や環境はよさそうであった。

また近くには世界中で最も多くの人が乗り降りするというオヘア国際空港があるために、航空会社の関係者が多く住んでいるらしく、制服を着たパイロットやスチュワーデスなどの姿を見ることがしばしばあった。

ところがそのうち、アパートの前の駐車場でレイプや暴行事件があったという話をときどき耳にした。しばらくして私がそのアパートから引越すと、そこのコンビニエンスストアの店員が、店の中で殺されているのが見つかったとの新聞記事を目にして、背筋の寒くなる思いをした。

さらに悪いことは続く

十一月になって結局妻はフィラデルフィアで永住権を待つことをあきらめ、家を引き払ってシカゴに移ってきた。

シカゴでも家を買おうと考えたのだが、気に入った家が適当な距離で見つからず、結局しばらく借家住まいをすることにした。その家はノースウェスタン大学病院から四五キロくらいのところにあるので、朝は車で高速道路を使っても通勤に一時間を少し越した。それが雨が降ると一時間三〇分くらいになり、雪が降ると二時間を越すことも珍しくはなかった。

だから、毎日の車の通勤だけでもかなりの疲労であった。「シカゴで渋滞のない時間帯は夜中だけなんだ」ということを、同僚から聞いた。フィラデルフィアの二〇分くらいの通勤時間に比べると、雲泥の差であった。

その年の十二月五日日曜日、それはシカゴ交響楽団のブルックナーの交響曲第九番を聴きに行く日であった。朝からみぞれが降っており、道路の状態はかなり悪かったので、時間の余裕をみて二時間以上前に家を出た。高速をおりてダウンタウンに入り、いつものように病院の駐車場に車を入れてそこからタクシーでシンフォニーホールに向かおうとした。

一方通行の道で信号が青になったので、車がいっせいに動き出した。私は三車線の一番左側の先頭にいた。みぞれはまだ降り続いていたので、私は少しゆっくりと発進した。右隣の中央レーンにいるタクシーが、同じように並んで走り出したと思った瞬間である。タクシーの右横に、かなりのスピードで突っ込んでくる車が見えた。あっと思った途端、それは隣のタクシーにぶつかり、私のジープの右後ろにそのタクシーがぶつかった。私の車はコントロールを失ったが、四輪駆動であったのでスリップをせず止まることができた。

幸いに誰も怪我はなかったが、シカゴ警察に連絡して約二時間、現場で警察が来るのを待ち続けた。調書を取り終える頃には体は心底冷えきり、コンサートは断念してそのまま家に引き返した。赤信号を無視したその車が全面的に悪かったので、後日、すべての修理費とそのコンサートのチケットのお金も相手の保険から支払われた。

これが日本もアメリカも含めて、私が遭った初めての交通事故であったが、それから三ヶ月の間に二回車をぶつけられる羽目になった。二度目は側面のちょっとした接触事故だったが、三度目は友人の家の前に駐車していて、私の見ている目の前でぶつけられた。ぶつかった車も私の車も車道から家の芝生に乗り上げ、私のジープはさらに電柱に激突したために、車の前部も後部もかなりの損傷を受けた。

事故は脇見運転によるものであった。事故を起こしたドライバーの話では、目の前に駐車しているジープに気付いた瞬間、ブレーキと間違えてアクセルを踏んでしまったとのことであった。ジープは運転不能になり、レッカー車で移動されていった。

この三度の交通事故で、幸いであったのは誰も怪我をしなかったこと、そして相手が交通保険にきちんと入っていたことであった。ことに三度目の事故は、友人に別れを告げて車に戻ろうとした時だったので、十数秒の違いで、ひょっとすると私も巻き添えをくっていたかもしれなかった。怪我がなかったのは不幸中の幸いとは言え、三度も車をぶつけられて、すっかり落ち込んでしまった。

そのうえ大雪が降るとシカゴの交通はほとんど麻痺し、ダウンタウンにある病院を夕方五時に出たにもかかわらず、家に帰り着いたのが夜中の十二時近かったということが一度ならず二度もあった。

道路が凍りついてツルツルになり、スリップしたバンが対向車線から私の車に向ってきたこともあった。かろうじてかわすことができたが、お互い六〇キロほどのスピードで走っていたので、ぶつかっていたらおそらく怪我をしたことであろう。「もうシカゴの冬はいやだ」という気持ちが徐々に膨らみはじめていた。

無能な移民弁護士

アレゲーニ大学を辞めたことで、永住権の申請が無効になりそうだったので、何とかする必要があった。一応労働許可証は持っていたが、再び労働ビザを申請することになった。

労働ビザは特に弁護士を通さなくてもできるものであるが、「うちの法律事務所をとおすと二〇日でとれますよ」などという言葉に釣られて二〇〇〇ドルを支払い、その弁護士を通して申請をした。そして合わせて永住権を申請し直すことになった。

この弁護士の法律事務所には、ノースウェスタン大学で知り合った中国人の娘さんが勤めていたので、コミュニケーションがよくとれるだろうという考えだけで雇ったのだった。移民法が専門だと思っていたが、実際には何でも引き受ける弁護士であった。もう少し何人かの人に当たって、最もふさわしい人を選ぶべきであったのだが、時間の余裕がなかったために、「悪くはないか」という軽い考えで雇ったのが失敗であった。

永住権の申請の弁護士費用として六〇〇〇ドルを支払ってしまった後で、その台湾からの移住アメリカ人であった女性弁護士が、口先だけの全く無能な弁護士であることに気がついたのだが時すでに遅かった。二人いた彼女のアシスタントもまた、移民法を大して知らず、ほとんど役に立たなかった。

二〇日でとれるはずの労働ビザは、一ヶ月を過ぎても何の音沙汰もなく、結果的にそれが送られてきたのは翌年の七月であった。申請してから一〇ヶ月もたっていた。

その頃の私の最大の関心事は、労働許可証はあったが労働ビザがないままアメリカに居続けてノースウェスタン大学に勤めることが違法かそうでないかということであった。違法であれば、不法滞在になってから六ヶ月以内にアメリカを出国しないと、三年間再入国ができなくなる。不法滞在が一年以上続くと、その後一〇年間は再入国できなくなるのである。

私のケースは、移民法でも複雑な問題らしく、解釈が色々とあるために人によって言うことが異なった。弁護士はワシントンに問い合わせていると言ったが、答えはなく、今から思えば本当に問い合わせていたかどうかも疑問である。

とにかく答えが得られなかったので、家族四人で年末にいったん出国することに決めた。もし不法滞在ということになっても、六ヶ月以内であれば再入国を拒否されないからである。この六ヶ月というのは正確には一八〇日ということなのだが、その弁護士はそのような基本的なことさえも知らなかった。

十二月三〇日のシカゴ発成田行きのチケット四枚をとり、犬を友人の家にあずけて、前日の夜、旅行の準備をしながら一応念のためにと思って、夜の十時頃になって移民局の二四時間サービスに電話をしてみた。永住権申請の経過情報は、移民局に電話をして自分の受付ナンバーを入力すると、テープに録音された声で知ることができる。

すると、「あなたの永住権申請は受理されました」とテープの声が告げた。家族四人すべてについて確認しても、同じメッセージが流れた。ということは、その時点で私たちは合法的にアメリカに滞在していることになり、出国する必要がないばかりか、逆に再入国許可をとらないで出国すると、アメリカに再入国できなくなるという事態が考えられた。夜中、家族四人で相談した結果、日本への一時帰国をキャンセルすることに皆の意見が一致した。

翌日、朝一番で弁護士事務所に電話したが、アシスタントしかおらず、至急連絡してほしいと言ったにもかかわらず、結局、その日は連絡をつけることができなかった。やむをえず、最後の手段としてシカゴの移民局に行って直接移民官に質問することに決めた。

受付は朝の八時からなので、家族で七時前に移民局に着くと、順番を待つ長い行列がすでにできていた。行列では外国語がとびかっており、その多くの人が南米系と思われる人たちであった。

真冬のシカゴの朝はひどく寒い。娘に近くのマクドナルドからコーヒーを買ってきてもらい、足踏みをしながらドアが開くのを待ち続けた。七時少し過ぎにはドアが開いて、整理券をもらい、移民局の中で順番を待つことになった。

十時半頃になって、ようやく移民官と窓越しに話すことができた。われわれ家族のステータスをコンピュータでチェックして、「上の人に聞いてくる」と言い置いてしばらく席を外した。戻ってきて、結果的に私たちのフィラデルフィアからの永住権申請はシカゴに移されており、何も問題はないということであった。それでひとまず安心したが、ということは、その弁護士を雇って六〇〇〇ドルも支払う必要は全くなかったのである。

ほとんど同じ頃に、日本にいる私の友人が直接東京の米国大使館を訪れて、私のステータスを相談してきてくれた。その回答も同じく、「その人は出国する必要はありません」というものであった。

結局、私の雇った弁護士は何もせずに六〇〇〇ドルを自分のものにして、必要な情報は結果的に私が直接に移民局に出向くことによって得ることができたのであった。いざというときに何の役にも立たない弁護士を雇ってしまったことをひどく後悔した。

国会議員の助け

永住権に関して、わからないことが多すぎて、また移民局も弁護士も大したことをしてくれていなかったので、ペンシルベニア州選出の国会議員サントーラムに手紙を書いて、私の身分と事情を説明して何とかしてくれないか頼んだ。返事がくる可能性は多分五〇％くらいだろうと思っていたが、幸いに、力になってくれるという電話がアシスタントからすぐにきた。

国会議員だからといって、もちろん黒を白に変えることができるわけではない。ただ、移民局からの正確な情報を得ることはできるだろうと思った。

実際、移民局に電話をしてみても、いつも話し中で電話がつながることはまずない。しかし、サントーラムのオフィスからは容易に電話が通じたようで、私が出した書類は審査官の机の上にあり、最終の決定がほどなく下されるということがわかった。一般人のレベルでは、そのような情報を得ることは不可能であった。

見も知らない外国人に対して、親味に対応してくれた国会議員に心から感謝をした。

2 医療の質と経営

輸血部事務長との衝突

輸血部の検査技師に、輸血の講義を予定したときのことである。輸血部事務長のスーが私に事前に検査技師に渡す講義の内容を教えてほしい、と言ってきた。「なぜ？」という私の質問に、「何を講義するのか、前もって知っておきたいから」ということだったので、一応オーケーしてメールで講義のときに渡す資料を送った。

それから二ヶ月ほどしてから、スーに知らせないまま輸血の講義を再び行った。そのすぐあとに、「私が知らない間に、検査技師に何を講義したのか」と彼女が文句を言ってきたので、「そのようなことをあなたにいちいち断る必要はないはずだ」と言い返した。ところが驚くことに、検査技師はすべて輸血部事務長の命令で働いているので、輸血部長であっても検査技師の勤務時間内に勝手なことをしてもらっては困る、というのが彼女の言い分であった。

私は早速病院の組織図を取り寄せた。それによると、検査技師やナースなどの病院職員は輸血部長の配下にはなく、すべて病院の事務部門になっていたのである。私の上司は臨床病理部長であり、その上司は病理学教室の主任教授であった。一方、検査技師の上司は主任検査技師であり、その上司は輸血部事務長、さらにその上司は臨床検査部事務長であった。すなわち、私には検査技師に何かを指示する権限はなかったのである。

臨床検査部事務長は、三〇代前半の経営学修士の資格をもつとてもナイスな男であったが、医療のことは全く素人であった。彼の上司は副経営最高責任者であった。すなわち、事務部門と医師たちは全く並行の関係であり、輸血部長である私と輸血部事務長とは対等の関係であり、臨床病理部長と臨床検査部事務長は対等の関係であった。もちろん病理の主任教授と副経営最高責任者もやはり対等の関係であった。

ここに私は、アメリカ医療の強みと弱みの両方を見ることができる。強みとは、経営感覚のない医師の意見に左右されず、事務部門が最終的にお金を動かすことができることである。他方、弱みとは、医療と医療の質をあまり知らない事務部門によって病院の経営がなされ、収益を追うことにのみ一生懸命になって、医療の質が低下していくことである。

医師と事務部門とが友好関係にあり、うまくいっていれば問題はないであろう。しかしノースウェスタン大学病院をはじめとして、多くの病院で両者の関係はうまくいっていない。

病院に収入をもたらすのは主として医師による患者収入であるが、それをどう使うかは事務部の一存で決められる。言ってみれば、病院が医師を雇って多くの収益をあげさせ、病院側がそのお金を使いたいところへまわすということになる。

だからといって、収益を多くあげている医師がその分大きな発言力を持つというわけではなかった。経営能力に長けた事務職員たちによって、たしかにノースウェスタン大学の経営状態はよかったけれども、医師たちの不満は募る一方であった。

この両者のバランスをとるのは、一般的に言って非常に難しい。それがうまくとれないとアレゲーニのように倒産し、あるいは、ノースウェスタン大学病院のように、自分のやりたいことができないという不満をもつ多くの医師が辞めていくことにもなるのである。

後日談であるが、つい最近ノースウェスタン大学病院の骨髄細胞移植部の主任教授が私に電話をしてきて、「輸血部事務長のスーの横暴なやり方に閉口しており、彼女が辞めるか私が辞めるかの瀬戸際まできている」ということを聞いた。私は迷わずノースウェスタン大学病院の経営最高責任者に宛て、いかにスーが輸血部と骨髄細胞移植部の発展を妨げているかを知らせる手紙を書いた。

ノースウェスタン大学病院での役割

臨床病理部長に交渉したおかげで、はじめの狭いオフィスに加えて、もう一つ少し大きいオフィスを離れたところにもらうことができた。しかし、私の仕事は輸血部と血液凝固部だけで、実際に患者を診ることはほとんどなかった。

血漿交換は、ノースウェスタン大学病院では血液内科の管轄だったので、ナースは私に血漿交換部長になってほしがっていたにもかかわらず、それは不可能であった。血液内科の医師が部長にはなっていたが、彼は実際には何もしておらず、患者からも、他の血液内科の医師たちからも、ひどく評判は悪かった。

私はノースウェスタン大学病院で血液凝固部長という肩書きも持っていたはずだったのだが、いつのまにか事務部によって人員が二人けずられただけでなく、組織図上血液凝固部そのものが正式には存在しなくなっていた。

私は、私に何の連絡もしないままそのようなことをした事務部を激しく非難した。しかし、私に事前に告げずにそのようなことをしたことを謝っただけで、人員削除と血液凝固部をなくすという事務部の方針を変更することはなかった。

同様のことは、私だけでなく他の検査部門でも起こっていた。それぞれの部長が憤って文句を言っても、結局何も変えることはできなかった。医師の要求する医療の質よりも、経営のほうが大事だったのである。

その頃神経内科の主任教授に選ばれた人が、病院のそのような状況を知って、着任する一週間前に、最終的に移るのを取りやめたという話を聞いた。また、病院の経営陣に強い不満をもった麻酔科医が、何人も一度に辞めたとの話もあった。

ノースウェスタン大学病院に移って約一年ほどして、臨床病理副部長に就任するように言われ、私はそれを引き受けたものの、給料が変わるわけではなく、また、臨床病理部長のアシスタントのような役割で、それまでと大した変化があるわけではなかった。臨床病理部長でさえも、事務部とは対等な関係であり、事務部の許可なしには何もすすめることができなかった。

主任教授の権限

第一部で、アレゲーニ大学の主任教授が突然解任されたことを述べた。つい最近、ニューヨーク州の西部にあるロチェスター大学という比較的レベルの高い大学の病理学教室の主任教授が、就任して五年目に解任された。その理由は、病理学教室全体の研究の成果が少ないということであったという。

全米の医学部は、毎年一度US News and World Reportという週刊誌にランクが載る。そのランクがすべてではないが、やはり世間の評判という点に関して皆が関心を寄せる。ランクが上になれば、寄付金も多く集まるであろうし、より優秀な医学生を集めることができるであろう。そのランクを上げるのには、医学部全体のアメリカ連邦政府からの研究資金の総額が、大きなインパクトをもっている。だから、主任教授の重要な役目は、良い研究者を雇って少しでもランクをあげることに腐心することである。

病理学教室には、医師の資格をもっていない研究者、すなわち医学部ではない大学院を卒業した人が他の科に比して多く存在する。病理学は、基礎科目であり、同時に臨床科目であるからである。すなわち解剖学や生理学のように基礎的な研究をする人たちと、病理解剖や生検の標本などから病理診断をつける人、そして私のように検査部に所属して直接患者に関わる人たちが混じった科なのである。

ノースウェスタン大学の病理の主任教授は、そのロチェスター大学の主任教授とは正反対のやり方で、研究にしか関心のない人をもっぱら採用していた。だから自身は多大な研究の業績を上げており、その支配下にある人たちは皆が研究者タイプであった。

ひとつの科にはさまざまなタイプの人が存在すべきで、よい臨床病理医やよい教育者が必要であったが、そのような人はほとんどいなかった。そのために、ノースウェスタン大学の病理の主任教授は、医師と事務職員の対立ということに関しては無関心を装っていた。

主任教授になると、日本と同じで絶大な権力を握ることになる。実際に医師の人事権、科の巨額なお金の使い道だけでなく、ほとんどの大学においては医師たちの給料も主任教授が決める。ただし、事務部門が強いニューヨークのコロンビア大学では、主任教授でさえも自分の科の医師の給料を決めることができないということを最近聞いた。

また、そのような権力をもった主任教授であっても、何年かに一度医学部長の指示によって業績が外部の人によって調査される。それは研究成果のみならず、教育、臨床レベルなどすべての面から評価される。もちろん、評価が低ければ首ということにもつながるのである。現に、前述のノースウェスタン大学の主任教授は、研究を除いて非常に低い評価を受けたため、早期の引退を勧告されたという。

二〇〇一年九月十一日火曜日

この日が、アメリカを決定的に変えた。もちろんアメリカという国は、世界中いたるところに軍隊を派遣しており、国際的には常に緊張した状態にある。しかし、戦争などで、アメリカ本土が攻撃される可能性はほとんどないため、日常生活では、日本ほどではないにせよ、安全ということに関して少し鈍感になっていたと言わざるを得ない。

この日まで、アメリカの空港では、搭乗者でなくてもセキュリティの金属チェックのところを通って、ゲートで人を送り迎えするのが当たり前であった。

大学の入学の季節の頃になると、新一年生らしい女の子が涙を流し、いつまでも家族に手を振りながら飛行機に乗り込む光景にしばしば遭遇する。あるいは、ゲートに出迎えにきている家族と、本当に嬉しそうに再会を喜ぶという光景も休みになるとよく見たものだった。

そのような光景は、九月十一日以来見ることがなくなった。

その日の朝七時半頃である。私は血液凝固検査部にいて、その前の夜に行われた血液凝固の検査データを分析していた。電話が鳴って、「飛行機がニューヨークのツインビルにぶつかったらしい」ということを聞かされた。「どんな飛行機か」「事故か」という質問が飛び交ったが、誰も詳しいことはわからなかった。その時点までは、私は小さい飛行機が操縦ミスか何かでぶつかったのだろうとしか考えていなかった。

しかし、その後二機目がもうひとつのツインビルに衝突し、しかもそれが大きな旅客機だということがわかり、これは単なる事故ではないということがわかった。家に電話をして、テレビを見ている妻にその時の状況を教えてもらった。東海岸を飛びたった飛行機の何機かがハイジャックされていて、そのうちの二機がツインビルにぶつかって大爆発を起こしたということがわかった。

しばらくして、別の一機はアメリカ中央情報局に突入し、もう一機はペンシルベニア西部に墜落したという情報が流れてきた。血液検査部のスイス人の女性は、夫がアメリカン航空の機長だったので、少しでも情報を得ようとしていたが、電話は、携帯電話も含めて全く通じなかった。彼女の夫の操縦した飛行機は、その日早朝シカゴから首都ワシントンに向けて飛び立っていたはずであった。

あるテレビ局のニュースでは、四機だけではなくさらに数機行方不明になっていると報じていたので、彼女は一言も情報を聞き漏らすまいと、休憩室にあるテレビにかじりついていた。

彼女の夫は幸いに無事であった。彼の操縦する旅客機が、ワシントンまでの航路のちょうど半分あたりのペンシルベニア州に差しかかった頃、管制官から、非常事態のため航行中の飛行機はすべて最も近い空港に降りるようにという緊急指令を受け、状況がよくわからないままフィラデルフィア空港に無事に着陸していた。私は彼女の手を握って、そして抱きしめた。彼女はそれまで張り詰めていた緊張感から解放されて、ただ泣くばかりであった。

ある検査技師の弟は、ツインビルに勤めていた。その検査技師は、弟のオフィスの電話も携帯電話も通じず、ただテレビを見て祈っていた。結局その人は行方不明となり、その後何週間かして死亡が宣告されたということを聞いた。

間もなく、その両方のツインビルがあとかたもなく倒壊し、アメリカ全土に非常事態宣言が出された。

シカゴにはアメリカで一番高いシアーズタワーをはじめとして、八〇階から一〇〇階程度の高層ビルがたくさんある。それらのビルはすべて閉鎖され、ノースウェスタン大学病院でも外来そして外科手術がすべてキャンセルされた。

シカゴ郊外からの高速道路はすべて閉鎖され、シカゴのダウンタウンに通じる道も不通となるかもしれないといった噂もあったが、そうした事態にはならなかった。

検査室は、最低限の人員、そして病院の近くに住んでいる人を除いて、皆、早くに帰宅することが許された。

私はボストンに住んでいる娘に電話を入れた。携帯電話は回線が混雑していたためつながりにくかったが、何度かかけ続けたあと、ようやく話すことができた。娘たちに、ただちにある程度の現金を銀行からおろすこと、そして、スーパーマーケットに行って、水、食料品など生活に必要なものを買うように指示した。

その後どのような事態になるか、全く予想がつかなかった。アメリカではほとんどの買い物はクレジットカードで済ますため、現金を持ち歩く必要はほとんどない。しかしカード会社のコンピュータが機能しなくなったら、現金を使わざるを得ない。また、航空輸送に大きな支障が出ることも予想され、スーパーマーケットでは品不足になることが考えられた。幸いにそのような事態は避けられ、ニューヨークとワシントンを除いて、われわれの日常生活は特に影響を受けなかった。

私が住んでいたのは、世界で最も大きい空港のひとつである、シカゴのオヘア空港のそばであった。毎朝六時頃から、八本ある滑走路をフルに使って飛行機がひっきりなしに発着していたものであるが、九月十一日から一週間、アメリカ全土にわたって旅客機が全く飛ばないという異常事態になったのであった。

テロは、それまでの安全に対するアメリカの甘い考えを根本的に変えた。それまでは、テロを起こす人間は自分のための逃げ道を用意していたものであったが、このテロは自分自身をも犠牲にするため、防ぐのが容易でないことがわかった。

人が多く集まる比較的無防備なところ、すなわち、病院がねらわれる可能性があることを多くの人が指摘した。それからしばらくは、いかにして病院がテロに対処するか、細菌やウイルスによるテロを防ぐか、ということが会議で何度も討議された。

空港のチェックは厳しくなり、日本のように搭乗者以外はセキュリティチェックの先に行くことはできなくなった。チェックのための長い行列ができるようになり、飛行機の旅はひどく不便なものになった。

しかし、安全を得るためにはそれ以外どうしようもないということを、皆、身をもって体験していたので、厳しいチェックに文句を言う人はほとんどいない。それでも、どんなに厳重に警戒したところで、たとえば満員の通勤電車に爆弾を持った人間が乗り込んできて、自分も一緒に自爆するなどというテロの方法に対しては、防ぐ手段などほとんどないのである。

3 残された選択

深刻な医師と事務の対立

ノースウェスタン大学病院では（とりわけ事務部門にとってみれば）、医師は使い捨てでしかない。辞めていく医師の代わりはすぐに探すことができるから、特に引き止めることもしない。

しかし、給料はそれほど悪くなくても、仕事の満足度が低ければほとんどの人は違う職を探すであろう。そのために、多くの良い医師がノースウェスタン大学病院を去っていった。

中庸な医師を探すことは容易である。あるポジションを公募しても、過半数の応募者は考慮するに値しない。しかし、程度の低い医師が来るくらいならば、まだ少ない人数で仕事をしているほうがましである。確かにアメリカでも医師全体の数は増えているが、良い医師の数は決して多くはなく、そのような人を探すのは容易ではないのである。

事務は、人員を削減して経費を節減できると、より多くのボーナスをもらえる。そこで、臨床検査をベルトコンベアにのせてオートメーション化して、検査技師の削減がはかられた。

確かにこれが軌道に乗れば、人員を減らすのに役立つであろう。しかし、逆に検査技師はオートメーション工場の工員といった感じになり、検査技師という専門のトレーニングを受けてやることではなくなる。ノースウェスタン大学病院の検査室がオートメーション化されたあと、仕事が面白くないという理由で多くの検査技師が辞めていった。

オートメーション化によって、余分な人員が出たので、人が辞めていくのは事務部門としてはむしろありがたいことであった。ただいつでもそうだが、辞めて新しい仕事を見つけることができるのは優秀な人であり、そうでない人ばかりが残ることになった。

徹底した合理化を求めることによって、検査医学のエキスパートが特に必要とされなくなり、病院の臨床検査部は数字を出すだけの検査工場のようになっていってしまう感があった。そんなわけで、検査部の雰囲気はひどく悪くなっていき、何人もの検査技師が私のところにやってきて、新しい職探しのための推薦状を求めてきた。

日本に帰ることを考える

極めて面倒くさいビザの問題、ノースウェスタン大学の経営陣、病院での私の役割、狭いオフィス、長い通勤時間など、不満は日に日に募る一方であった。ことに移民局の度重なるミス、極めて時間のかかる永住権申請のプロセスに完全に嫌気が差していた。

そのような状態のままで、これから何年もアメリカに居続けることはとても考えられなかった。「今はもうアメリカのどこの病院に行っても同じだよ」と何人もの人に言われた。そうだとすると、これからアメリカの病院には大した希望は持てない。それはアメリカに来て以来、初めて味わった失望であった。それは皮肉にも倒産した病院に勤めていた時ではなく、比較的レベルが高い、経営状態の良い大学に勤めていた時のことであった。

私はうつ状態に陥った。すなわち、何もクリエィティブなことをする気になれず、ただ毎日するべきことをこなしているだけであった。それまではいつも夢を追いつづけて、それに向かってがむしゃらに仕事をしてきたのだが、何か新しいことをやろうという気には全くならなかった。そのような気分になったのは、生まれてはじめてであった。

そうした時は、体全体が英語のものは受け付けず、日本のものしか受け入れようとしなかった。週末になると、シカゴの郊外にある日本のスーパーマーケットに行き、日本の本を立ち読みし、日本の食品を買って帰ったりした。あらためて、自分のカルチャーは日本であり、アメリカは外国であることを痛感した。

そもそもアメリカに初めてやってきたのは一九八九年で、一年間の予定の留学であった。それが二年になり、そしてアメリカの医師免許をとり、いったんは日本の大学医学部の助教授として戻ったものの、結局アメリカに永住することを決断したのは、アメリカという国が好きであったこと、そして日本よりもよほど良いと思われた病院に勤めていたからであった。

私は輸血学を専門にしており、アメリカで輸血学の専門医の資格をとって日本の輸血を変えようという夢を持っていた。しかし、日本に戻って「先生ねぇ、日本とアメリカは違うんですよ。先生の考えは日本の風土に合いませんよ」と一体何度言われたことだろうか。

患者の安全のために輸血部が一日二四時間オープンしているのは当たり前のアメリカの常識は、日本では通用しなかった。輸血部が日中しかオープンしていない病院で、夜中に輸血を受けることがどんなに危険であるかを知っている患者はおそらく少ないであろう。

ＡＢＯ式血液型を間違えれば、時に激烈な輸血の副作用を起こすにもかかわらず、その重要な検査をする専門の検査技師がいない時間帯があるのである。その数こそ少なくはなっているものの、二〇年以上前と変わらず同じことをし続けている病院は今でも存在しているのである。

日本の輸血、いや医療全体が変わる頃には私は間違いなく引退をしているであろうと考えて、自分のやりたい医療をやろうとしてアメリカに戻ってきたのであった。それがこのような形で、挫折することになろうとは思ってもいなかった。アメリカにいて研究者になりきろうか、それとも日本に戻って一般内科医になろうか、ということを考え始めた。

臨床を離れて、研究だけで生きていくとなると、政府や会社などからかなりの研究資金を得ることができるごく一部の人を除いて、給料はかなり安くなる。なんと言っても、私は患者を診る臨床医になりたくて医者になったのである。また、私は動物が非常に好きで、犬や猫はもちろん、ネズミなどの小動物も実験で犠牲にすることができなかった。そう考えると、医師であることを完全にやめて、研究者になりきる気には到底なれなかった。

日本で輸血をやる気は全くなかったので、一般内科医として生きようかと考えた。そこで関東にある中規模の市中病院に連絡を取ってみたところ、非常に好意的な返事をもらった。ちょうど日本に行く機会があったので、妻とともにその病院を訪問することにした。

副院長が病院を案内してくれて、とても親切に色々なことを教えてくれた。高度な医療ができる規模と設備はあったものの、研究や医学生の教育の機会は全くなかった。でも臨床医になりきるのであれば、ここに勤めてもいいかもしれないという気になってきた。しかし、私が要求した給与をすぐには出せないと言われたので、アメリカに戻ってからしばらく考え続けた。

私の将来のこと、アメリカに居続けるであろう娘たちのこと、日本に残してきている親と姉のこと……妻にとってはアメリカの生活は居心地がよかったが、兄弟がいないので、健康のすぐれない両親のことがいつも気になっていた。

それは私の人生における、大きな選択であった。結局、二、三ヶ月考えた末、アメリカの医者であり続けようと決心した。

「先生は理不尽なことに自分を合わせることができないので、すぐに身を引いてしまうのですよ」と私を評した日本の友人がいた。多分、そうだろう。でも、アンハッピーな毎日を送り続けるのも、ひどく苦痛であった。

ノースウェスタン大学を去って、もう一度アメリカで理想的な病院を見つけることにしよう、と決めた。それを見つけることに人生を賭けようと決心をした。そのように決心したころには、私のうつ状態は消えていた。多分うつ状態から回復したから、アメリカに居続ける決心をする気になったのだろうと思う。

再び職探し

勤めていた病院が倒産したわけではなく、また、私のそこにおける地位も、ゆっくりではあるが上がりつつあったので、良いところがあれば移ろう、という程度の気分であった。送られてくる医学雑誌の求人広告や、ウェブサイトに目を通し、これはというところがあれば履歴書を送ることにした。

アレゲーニ時代の輸血部の主任検査技師が、ニューヨークのコーネル大学病院の輸血部に勤めており、彼女からの情報によると、そこの輸血部長と副部長は仲が悪いのでお互い一切口をきかず、主任教授が何とかその二人を辞めさせたがっているという。

その頃、血液凝固の器械のことでニューヨークにあるマウント・サイナイ病院に行く機会があったので、コーネル大学によってもいいかと私の履歴書を添付してメールで尋ねたところ、ぜひ寄ってほしいという返事をもらった。一緒にニューヨークに行った同僚には、友人に会うからと断わり、翌日一人でコーネル大学に向かった。

輸血部長はすでに七〇歳に近い人だった。アメリカはいったん終身として雇われると何歳になっても辞める必要はない。しかし、そこの輸血部は完全に時代遅れのものだった。何とか若い輸血部長を見つけて活性化をはかりたい、というのが主任教授の考えだった。

ところが、マンハッタンは家賃が非常に高いのと、公立の良い学校が地域になく子供を私立の学校に入れる必要があるため、ニューヨークに来る若い優秀な人を見つけるのは容易ではないらしい。残念ながら、私が専門にしている血液凝固は、すでに優秀な人がいるので必要がないことがわかり、コーネル大学病院は断念した。

次にはノースカロライナ州の西部にあるセーラムという街にあるウェーク・フォーレスト大学病院で臨床病理部長を公募していたので、早速応募した。ノースカロライナ州は、学問的に比較的有名で、また、温暖な気候で住みやすいことを知っていたので、期待して最初の面接から妻とともに出かけた。

セーラムは小さな、静かな田舎町であった。しかし何人かの人に会ってみて、ウェーク・フォーレスト大学も結局はノースウェスタン大学と同じようなものであることがすぐにわかった。

事務部門と医師は完全に対等の関係であり、何をするにもいちいち経営最高副責任者にお伺いをたてないとできないような仕組みになっていた。静かできれいな街だったので妻も私も気に入ったのだが、残念ながら、私の候補から落とさざるを得なかった。

次には、アトランタのエモリー大学病院の臨床病理部長の職に応募した。多くの応募者の中から五人にしぼって面接に呼ぶということで、私は二番目に呼ばれた。

そこの主任教授はボストンのハーバード大学に二〇年ほどいた人で、とてもいい印象を受けた。研究者であるが、いろいろな面でバランスがとれており、私が数多く知っている主任教授の中でも最高のクラスに属する人であることが面接の際によく分かった。

面接はすでに何度も経験していたので、その頃までにはかなり慣れてきていた。面接では、自分を売り込みながらも、決して横柄な性格には見えないように振る舞うのが大事である。横柄だ、というだけの理由で一度目の面接ではねられた人を何人も知っている。もちろん、相手がどのような人をほしがっているかを事前に知っておく必要がある。優秀な臨床医をほしがっているのか、あるいは優秀な研究者をほしがっているのかを知らないと、お互いに時間の無駄をすることになるからである。

私自身のセールスポイントは、優秀な臨床医、卓越した教育者、ある程度の研究歴ということであった。主任教授にどのような人を探しているのかと聞いたら、とにかくどの分野でもよいから、優秀な人を探しているということであった。

予定された一時間の講演をして、いくつかの質問を受けてあらためて、エモリー大学はファーストクラスの大学であることを認識した。偶然だが分子細菌学の部長は、以前マサチューセッツ総合病院にいたので知っていた。最後までそのポジションに私が選ばれることを期待していたのだが、最終的にその細菌学の部長が内部から昇格したということを聞いた。

ちなみに、主任教授のほうは、そのすぐあとにハーバード大学病理の主任教授に選ばれたにもかかわらずそれを断って、ほどなくシカゴ大学の医学部長になった。

アレゲーニ時代の友人デーブ

デーブ・バーナードは、アレゲーニのハーネマン病院にいたときの親しい友人であった。彼は私よりも一足早くアレゲーニの倒産直後に、ヒューストンのベイラー医科大学に移っていた。

私がシカゴに移ってからも、メールで何度かやりとりをしていたし、また、彼も医学的な質問を何度かしてきたりもしていた。だから、私がノースウェスタン大学が気に入らなくて、他に職を探しているということを知って、何とかベイラー医科大学に私を引っ張ろうとしてくれた。彼の推薦を受けて、ベイラー医科大学のテキサス小児病院とメソディスト病院の兼任の職に応募することになった。

面接に呼ばれたのは八月の末であった。ヒューストンの夏はとてつもなく暑い。でも、厳寒と強風の長い冬があるシカゴよりはよいだろうと思った。暑いのは外だけで、屋内はどこでも冷房がよく利いていたからである。時に必要以上に冷房が強く、外に出ると温度差で眼鏡が曇ったりする。

私はもともと内科医であったので、その時は小児病院にはほとんど興味がなかった。あとになって、小児疾患を診るのは非常に面白いことが分かったのだが、それは小児科というものをよく知らなかったことによる。

だから、テキサス小児病院の仕事がおよそ七〇%、成人の病院であるメソディスト病院の仕事が三〇%との話を聞き、面接には行ったものの、あまり興味がわかなかった。特にテキサス小児病院の輸血部はとても小さく、また、血液凝固部はないも同然だったからである。

一応二日間にわたる面接と講演を終えてシカゴに戻ったが、自分の感じではまず二度目の面接には呼ばれないだろうと思ったし、呼ばれたとしても行く気になるかどうかわからなかった。強いて言えば、友人のデーブの顔を立てるために面接に行った、というのが本当のところであった。

それでも、ベイラー医科大学の病理の主任教授は、デーブの強い推薦もあって私をとりたいと言ってくれた。一方、テキサス小児病院の主任教授はあまり私に強い印象を持たなかったようで、デーブが「ジュンはどうでしたか」と聞いたところ、「うーん」と言って何も答えなかったという。

しかし、その後、その時私がシカゴで非常勤で勤めていたノースウェスタン小児記念病院の医師に問い合わせて、そこの病院でも私を常勤としてほしがっているという話を聞いて、考えが変わったという。実際、ノースウェスタン小児記念病院には新しい主任教授が着任して、私に年棒一八万ドルで来ないかと誘いをかけていたのであった。

そのような経緯で、二度目の面接に妻と一緒に再びヒューストンを訪れた。その時は、主としてテキサス小児病院の他の科の医師との面接が予定されていた。その時、小児血液科の主任教授と小児心臓科の主任教授との面接で、「どのような人を必要としているのですか」という私の質問に、二人とも「とにかくアメリカで一番になるような輸血部・血液凝固部を作ってほしい」と答えた。

その時はじめて、私はテキサス小児病院がアメリカで最大の小児病院であり、そのうえ評価としてもフィラデルフィア小児病院、ボストン小児病院、クリーブランド小児病院に続いて、全米の小児病院のベスト４にランクされていることを知った。

同じ頃、以前勤めていたマサチューセッツ総合病院の同僚が病理の主任教授、そしてアレゲーニ大学で知っていた人が血液内科の主任教授になっていたオクラホマ大学から、輸血部長のポジションがあるから来ないかという誘いを受けた。

オクラホマは竜巻で有名なことくらいしか知らなかったので、観光気分で妻とともに出かけた。第一回目の面接のときから、住む家を見てまわることにした。そこはかなりの田舎という感じがしたものの、大学に知っている人が何人かいたため、見知らぬ土地という感じは全くしなかった。

通常採用条件は、二度目の面接のあとに示めされるものだが、一度目の面接のあとすぐに、年棒一七万ドルプラスボーナスという条件を出された「まぁ悪くはないか…」と言いながら妻とシカゴに戻った。ただそれまで私たちがアメリカで住んだ土地に比べると、かなり田舎という感じではあった。

シカゴに戻ってすぐに、ヒューストンのベイラー医科大学の主任教授から電話があり、年棒一四万ドルで来てほしい、ということだった。その給料は当時のノースウェスタン大学の年棒とボーナスを合わせた額よりも少なかったので、「残念ながら、その給料では行くことはできません」と言って即座に断った。それ以上給料交渉をする気は全くなかった。そこで、オクラホマ大学に行くことにし、妻もそれに同意した。早速、オクラホマ大学に連絡をとり、二度目の訪問を申し入れた。

ところがその翌日、再びヒューストンから電話があり、年棒一六万ドル、そして家を買うための頭金として二万五〇〇〇ドルを出すと主任教授が強く誘ってくれた。かなりの好条件に正直驚いたが、テキサス小児病院の主任教授の強い推薦と、私を面接した他科の医師が、どうしても私をとるべきだと強く推したことが理由だったらしい。そのような経緯を経て、結局オクラホマを断ってヒューストンに行くことを決めた。

医師のこのような職探しは、日本の大学病院ではほとんどあり得ないことであろう。残念ながら、大学病院や有名病院は系列を重視するために、医師個人が自由に職場を選ぶことはできない。医局が関連病院の人事あるいは医師の派遣の権利を握っており、関連病院の側では派遣される医師の選択の余地が全くない。

また、給料は一定の給与体系で決められており、教授になってさえもアルバイトに行かなくてはならないくらい、大学病院の医師の給料は、銀行や証券会社などの他の職種に比べて安い。

以前アレゲーニ大学で一緒であったドクター・サザマは、その二年程前に同じヒューストンにあるMDアンダーソンがんセンターに移ってきており、その後、もう一度ヒューストンに家を探しに訪れたとき、デーブとともに私がヒューストンに来ることを祝ってくれた。私はデーブという良い友人を持ったことにとても感謝した。彼なくしては、ヒューストンに来ることはあり得なかったからである。

しかし、私がヒューストンに行って一年もしないうちに、あることをきっかけにデーブとの仲が破綻をきたすことになろうとは、誰も想像しなかった。我々の友人関係の破綻は、周囲から「離婚」と言われた。そのような冷たい状態をなんとかしようと、主任教授はコンサルタントを雇って改善をはかろうとした。それに関しては、第三部で詳しく述べる。

シカゴという街

二〇〇一年の夏には、四度もシカゴ郊外のラビニア音楽祭に足を運んだ。これは、夏の間に開催される野外コンサートである。ほとんどがシカゴ交響楽団のクラシック音楽であるが、ポピュラー音楽を演奏することもある。

最初はツァラトゥストラ、ブラームスのヴァイオリン協奏曲、その次はシカゴ交響楽団の常任指揮者であるバレンボイムの指揮によるシュトラウスのオーボエ協奏曲とマーラーの第五交響曲、その次の週は、ダンスつきの軽音楽、そして最後はボストンから戻ってきた娘たちと一緒に、ボストンポップスのコンサートに行ってきた。

クーラーボックスに、フランスパン、チーズ、ローストビーフ、赤ワイン、フルーツなどを詰めて、折りたたみの椅子と机とランプを持って、芝生でリラックスして聞いた。コンサートホールの座席に座ってかしこまって聴くコンサートとは違って、こういうピクニックのコンサートもなかなか良いものである。

その中で、最もよかったのは、リヒャルト・シュトラウスのオーボエ協奏曲とマーラーの交響曲第五番の日であった。このオーボエ協奏曲は、学生の頃大好きでいつもレコードをかけて聞いていたのであったが、生の演奏はその時が初めてであった。

シカゴ交響楽団の首席オーボエ奏者のアレックス・クラインがソロで、間の取り方はあまり私の好みではなかったものの、素晴らしい演奏であった。この曲は、数あるオーボエの協奏曲の中でも、最も困難で、最も美しいものだと思う。

芝生に寝転がってコンサートを聴いて、満天の星を眺めながら、時折セミの鳴き声や飛行機の音が聞こえる中で、色々なことを考えた。医学生の頃、今は妻となった女性が私のアパートを訪れ、一緒にこのオーボエ協奏曲をよく聴いたものである。あれから二二年が経過した。妻もこの曲を聴きながら、私の医学生の頃を想い出していたと言っていた。

ミシガン湖に隣接したシカゴのダウンタウンはとてもきれいで、ミシガン・アベニュー沿いには色々な高級な店がたくさん並んでいる。シカゴ交響楽団はたぶん世界最高のオーケストラの一つであり、巨大なシカゴ美術館は数多くの名画を所有している。その意味においては文句はないのだが、シカゴは結局、好きになることができなかった。

再度、旅立ち

二〇〇一年十一月末、再びジープに詰められるだけの荷物を積み込んで、シカゴからヒューストンへの片道のドライブに旅立った。途中、セントルイスとルイジアナ州に泊まる、二泊のドライブである。家をすべてきれいにして、私は「さぁ行こう」と言った。「出発」と犬を膝に乗せた妻は言って、私たちは厳しい冬が来る前に、何も思い残すことなくシカゴをあとにした。

第Ⅲ部

理想の病院とは

1　医師としての尊敬

ヒューストンでの私のはじめの肩書きは、ベイラー医科大学病理学助教授、ベイラー医科大学付属メソディスト病院血液凝固部部長、そしてベイラー医科大学付属テキサス小児病院輸血部・血液凝固部部長というものであった。

それが一年後には、ベイラー医科大学病理学・小児科学・内科学助教授、ベイラー医科大学付属テキサス小児病院輸血部・血液凝固部・血漿交換部部長という肩書きに変わった。

所属の科が増えたということはそれらの科から信頼を受けたためであったが、ベイラー医科大学付属メソディスト病院血液凝固部部長を辞職したのは、私を強く推してくれたデーブとの間にあつれきが生じたからであった。

ヒューストンが世界最大の医療都市である理由

フィラデルフィアでは、明らかに患者の数に比べて医師の数は過剰であった。シカゴでは医師は過剰ではなかったものの、事務部門から使い捨てにされており、医師としての尊敬を受けることはなかった。

しかしヒューストンを世界最大の医療都市に発展させたのは、ドクター・デゥベイキーという心臓外科の医師であり、ここでは今でも医師が中心になって病院が動いているという印象を受けた。

実際にかかった医療費が医療保険から病院に支払われる割合は平均して五〇％であり、病院の経営はどこも大変であることに変わりはないのであるが、良い病院には患者が多く集まってくる。テキサス小児病院には、小児がんや白血病の患者、そして重症の先天性心臓病の患者が全米のみならず、外国からも集まってくるため、経営状態は良好であった。

私はヒューストンに来てはじめて、本当の意味で輸血部長・血液凝固部長になったという感触を得ることができた。なぜなら検査技師長は私の下で仕事をしているので、私の指示のもとにいろいろなことを進めることができるからである。

私のオフィスの机や本箱などの家具は、カタログを渡されて、好きなものを選んでください、と言われたので、革張りの椅子と木製の机と本箱を注文した。こんなことは、フィラデルフィアでもシカゴでもあり得ないことであった。

トップレベルのテキサス小児病院

メソディスト病院にもテキサス小児病院にも血液凝固検査の専門家はいなかったので、すぐに他科の医師の信頼を受けて、いろいろなコンサルトを得るようになった。原因不明の出血患者の診断を私が次々につけていくのを見て、「ジュンが来てくれて、われわれの評判がよくなった」とデーブは嬉しそうに言った。

先に述べたように、私自身は内科医であったのと、小児科を扱った経験があまりなかったため、どちらかというと私は大人を扱ったメソディスト病院のほうを重要視していたのだが、そのうち事態は全く予想しない方向に転んでいった。

テキサス小児病院の血液凝固部では、私の研究のためにといって検査技師をひとり雇ってくれたうえ、私のオフィスと研究室を好きなようにデザインして良いと言われ、別に五〇万ドル（約六〇〇〇万円）の予算をつけてくれた。そこで血液凝固検査室を拡充し、私のオフィスの横にカンファランスルームと特殊血液凝固検査室を作ることにした。血液凝固のいくつかの新しい器械も購入した。

「まるで子供がおもちゃ屋に行って、あれがほしい、これがほしいと言っているみたい」とシカゴにいるときから知っていた試薬会社の人が言った。驚いたことに、私がほしいと言ったものを、すべて買い揃えてくれた。皆が、私に最高の血液凝固検査室を作ることを期待しているのが感じられた。

一方、輸血部のほうはスペースが狭いうえにそのレベルは低かった。そこに二五年もいる検査技師長は、体重がおそらく一五〇キロを越しているために自由に歩き回ることができず、また、非常に頑固なことで知られていた。

しかし、臨床検査部長は私に、彼女が輸血部長である私の言うことに従わなければ、首にするか平の検査技師に格下げしてもいい、と言ってくれていたので、ゆっくりとしたペースではあったが、少しずつ改善していくことができた。そこでも私は、スペースを広げるために五〇万ドルの予算を獲得することができた。

デーブとの決裂

徐々に私の思い入れは、メソディスト病院ではなく、いろいろとサポートをしてくれるテキサス小児病院のほうに傾いていった。また医師個々人の質も、テキサス小児病院のほうが明らかに優れていた。それは、互いの患者に関する会話などから、おおむね分かるものである。

アレゲーニ大学のような三流のところでは、他の医師とのまともなレベルでの会話ができなかったことを思い出す。自分や家族が病気になっても、自分が勤めている大学の関連病院にだけは行きたくないと思うのは、やはり悲しいことである。テキサス小児病院であれば、私はすべての人に自信をもって薦めることができる。

メソディスト病院とテキサス小児病院はベイラー医科大学の付属病院であったが、大学と付属病院の経営母体はそもそも異なり、また、それぞれの付属病院の経営母体も異なっていた。だから、今から考えると、私がメソディスト病院とテキサス小児病院の両方の部長を兼任するということは、はじめから無理があった。一方を立てると、もう片方がたたなくなるからである。

それまでメソディスト病院に送っていた血液凝固に関するいくつかのいろいろな特殊な検査を、テキサス小児病院が自分のところで行うということは、つまりメソディスト病院の収益が下がることを意味する。もちろん、その逆も同じであった。

デーブはメソディスト病院の臨床検査部長であったので、私の難しい立場をはじめから理解はしていたものの、あまりにも急速にテキサス小児病院の輸血部と血液凝固部が発展していくのをみて、「こんなはずではなかった」と思うようになったようである。

それまで多くの特殊な血液凝固の検査をメソディスト病院に依頼していたのだが、私が来て以来ほとんどの検査を小児病院で行うようになったので、メソディスト病院の臨床検査部の収益はかなり減っていくことになった。

たとえて言えば、私に愛人がいるのを承知で結婚はしたものの、その取るに足らないはずだった愛人の力が予想以上に強くなったということであろう。それがデーブと私が「離婚」することになる最初の布石であった。

テキサス小児病院での血漿交換や幹細胞採取は、メソディスト病院の輸血部が過去二〇年以上にわたって行っていた。だから、必要なときには小児の患者がわざわざメソディスト病院まで行く必要があり、お互い隣同士ではあったものの、やはり患者にとっては不便であった。

私はそれを見て、テキサス小児病院でも独自の血漿交換部を作るべきだと考えるようになった。その考えは、小児病院のスタッフから予想以上の圧倒的な支持を受けた。しかし、メソディスト病院のほうでは、そのために年間五〇万ドル以上の減収入となるため、喜ぶはずはなかった。

その頃から、デーブとの仲が感情的にこじれてきた。彼が私を強く推薦したのは、とりもなおさずメソディスト病院に私が貢献することを期待していたのである。それが、逆にメソディスト病院の発展を抑える方向に向っていた。毎日一度は互いに顔を合わせて色々なことを話していたのに、いつの間にか、ほとんど顔を合わせることはなくなっていた。

2　新部門のスタート

主任教授のとった方法

ある日、主任教授のドクター・リーバーマンのオフィスに呼ばれた。予定された時間に行くと、すでにテキサス小児病院の主任教授のドクター・ファインゴールド、すなわち私の直接のボスが来て話していた。

リーバーマンは私に話しだした。

「デーブとジュンの仲が冷え切っているようだが、二人とも大学の重要なメンバーなので、主任教授としてだまって見ているわけにはいかない。何とかしなくてはならないと思う。

そこで友人の精神科医に相談したところ、奇妙な解決法と思うかもしれないが、専門のカウンセラーを雇うことに決めた」

「自分も含めて関係者全員にまずカウンセラーの心理テストを受けてもらい、そして面接をしてもらう」

ということであった。

その後、中年の女性のカウンセラーが私のオフィスに現われた。デーブと私、さらにはリーバーマンとファインゴールドも含めて何人かの人がまず心理テストと性格テストを受けて、それぞれの性格の分析がなされた。そして、次には具体的に状況を聞き始めた。それぞれ三時間から四時間もかかったであろうか、非常に疲れるものであった。

私は自分の所属するテキサス小児病院とその患者にとって最良のことをすべきであり、私のしていることは他の科の同僚から多くの支持を得ていると述べた。そのカウンセラーはかなりの時間をかけて、計六人の心理テストとインタビューを約二週間かけて行った。結婚カウンセラーあるいは離婚カウンセラーは、おそらくこのようなことをするのであろうと思った。

最後の審判

それは十二月十五日に予定された。テキサス小児病院に、私を部長とした独自の血漿交換部門を作ることを認めるかどうか、というのが主たる議題であった。集まった人は、メソディスト側からは、主任教授のドクター・リーバーマン、輸血部長と副部長、そしてデーブ、小児病院側からは、主任教授のドクター・ファインゴールドと私であり、その女性カウンセラーの司会のもとに始まった。

全体の雰囲気としては、冗談を交えた軽いものではあったが、デーブと私の間には互いに無言の火花が散っていた。わずか一年前までとても良い友人であったことが、信じられなかった。

メソディスト病院の輸血部長のドクター・ヨーンは五〇代後半の教授で、ベイラー医科大学を卒業後、以来三〇年間ずっとメソディストに居続けている人である。よい人ではあったが、自分のやり方を他人にあれこれ言われるのを嫌がり、また、短気で他の医師を怒鳴りつけることでも知られていた。だから、テキサス小児病院の医師、ことに研修医からはひどく嫌われ、恐れられていた。

ある時血液小児科のフェローが、血漿交換が必要かもしれない患者が救急センターにいることを、その夜オンコールであったヨーンに連絡した。どのような行き違いがあったのかはよく分からないが、ヨーンは夜中の一時にテキサス小児病院にやってきて、早速血漿交換を開始する旨を病棟のナースに告げた。しかし当のフェローは患者の状態が比較的よかったために、その後血漿交換の必要なしと判断していたのである。

わざわざ夜中に病院まで出てきたヨーンは怒り心頭に達し、その場で深夜にもかかわらず血液小児科の主任教授の家に電話を入れ、「お宅の科のフェローが血漿交換が必要だと言ったからやってきたのに、いまここでキャンセルするとは、一体どのような教育をしているのか」と文句を言った。

その翌日、血液小児科の主任教授が私に電話をしてきて、一日も早くテキサス小児病院に血漿交換部を作ってほしい、と言ってきた。

一方、メソディスト病院側は、ドクター・テルヤがしようとしていることは、決して大学の病理学教室のためにならない、だからそれを止めなくてはならない、という主張を展開した。メソディストの血漿交換部をより充実させようとしてドクター・テルヤを雇ったのに、裏切られたという感情的な意見も同時に出された。

私は自分からはほとんど発言せずに、双方の意見を聞いていた。テキサス小児病院側からは、主任教授のファインゴールドがもっぱら発言していた。形勢はほぼ五分五分だと思った。カウンセラーはもちろん部外者なので、双方の意見をとりまとめる役目しかない。

最終的に、主任教授のリーバーマンは私の主張を全面的に受け入れて、テキサス小児病院に独立した血漿交換部を作ることを正式に了解した。テキサス小児病院はすでに十分な大きさがあり、ほとんどすべての独立した部門をもつべきであるという公平な判断であった。

私はこの闘いに勝つことができた。その後、テキサス小児病院の多くの人たちにサポートされ、私が部門のチーフ、腎臓病専門医のドクター・ゴールドスティンが副部長となり、血液小児科、骨髄移植科などの医師やナース、事務職員などが結束してそれぞれの役割を十分に果たし、新部門をスタートすることができた。六ヶ月以上にわたった産みの苦しみを経て、最終的に喜びを味わうことができた。

私個人の経験からすれば、日本の大学病院でこれだけ多くの科にまたがったプロジェクト、しかもそれぞれの科の収益にかかわるようなプロジェクトを成功させるのは、かなり難しいことだろうと思う。

その意味で、私が現在勤務しているベイラー医科大学付属テキサス小児病院は理想的な病院である。テキサス小児病院の院長は、小児科の主任教授でもあり、また病院の経営最高責任者との関係も非常にうまくいっているために、医療の質と経営とがとてもうまくかみ合って両方を満足させている。はじめて事務部門と医師がうまくかみ合って、全体の質を向上させつつ多くの収益をあげる理想的な病院に来たと思った。全米に五二ある小児専門病院のなかで第四位にランクされているというのは、このような条件が揃っているからであろう。

このカウンセラーを雇うのにおよそ一万五〇〇〇ドルを費やしたと聞いたが、そうまでして二人の問題を解決しようとしてくれた主任教授のリーバーマンに私はとても感謝した。

その後、デーブとの仲はある程度修復された。以前のようなとても仲のよい友人というわけではないが、互いに協力し合って、病理学教室を少しでも良くする方向で努力をしている。

ヒューストンという街

ヒューストンというと、宇宙基地と石油の街というイメージが私にはあった。しかし、それに巨大な医療産業を加えるべきである。世界最高のがんセンターであるMDアンダーソンがんセンター、そして最高のレベルをいくテキサス小児病院、数多くの心臓手術とその成績を誇るテキサス心臓センターなど、ここの医療産業は世界最高レベルにあると言ってよいだろう。

また、文化の面からはヒューストン・シンフォニー、ヒューストン・オペラ、ヒューストン・バレエ、美術館など、世界最高ではないとしても、十分に楽しめるレベルにある。生活費は、ボストンやシカゴなどの他の大都市に比べて安く、とても暮らしやすい。

適度の大きさの街で、公共の交通機関はそれほど発達していないものの、容易に海や山へと行くこともできる。夏は湿度が高くて暑いが、東京で暮らすことを考えれば同じようなものである。冬は、雪が降ったり水が凍ったりすることはまずない。

日本食は不自由なく手に入るし、また、日本食のレストランも数多くある。またセントラルマーケットという巨大なマーケットには、各国の食料品や数多くのワインがあり、サーモンだけでも五種類もそろえている。食事がおいしいせいか、ヒューストンはアメリカで最も肥満が多い都市と言われている。

第Ⅳ部

日米の医療の違い

1　良い医師とは

疲れきっている医師たち

アメリカのさまざまなレベルの病院に勤めることができたのは、決して予定されたことではなかったものの、多くのことを学ぶことができた。

アメリカのレジデントを経験することによって、アメリカ式の医療のやり方を学ぶことができる。しかし、それだけでは決してアメリカの医療をすべて知ったことにはならない。レジデントとして学ぶ立場と、病院の正式な常勤医として働くのとでは、責任の重さが著しく異なる。

アメリカのレジデントは過酷な労働条件で知られていたが、その結果過労による医療ミスを起こすことが指摘されてきた。そのため二〇〇三年の七月から、一週間に八〇時間までしか勤務してはいけないことになった。そして当直であっても、新入院の患者を担当するのは二四時間までで、その後六時間は受け持ち患者を引き継いだりする時間に当てられるということになった。

たとえば、朝七時に病院に来てタイムカードを押してから勤務を開始し、その日が当直であったら翌朝の七時以降は、新患を担当してはならず、午後一時には病院のタイムカードを押してとにかく病院の外に出なくてはいけないということになる。何年も前にレジデントをやった医者は、自分たちの若い頃はそうではなかったとこぼしそうだが、時代は変わっているのである。この規定に違反した場合、臨床研修を行う施設としての資格を取り消されるため、厳格に守られる必要がある。

日本でも、重症な患者のために何日も病院に泊り込んでケアをしたという「美談」が多くあるが、医師自身が疲れることによって医療ミスが起こっていては、実際には患者のためには何もなっていないのである。

私が卒業してからすぐに研修を始めたある医大の心臓外科では、夜もまったく寝ずに患者のケアをしたあと、すぐに翌朝新しい患者の手術に入るということが日常茶飯事に行われていた。そのため、医師、ことに研修医は皆疲れきっており、信じられないような医療ミスを目撃したことが何度もあったのを覚えている。

アメリカではようやく、レジデントにも人権が認められる時代になったと言える。その分、常勤医の負担は増えることになる。残念ながら、常勤医の労働時間の規定は今のところない。

私を例にとれば常勤医の勤務形態は毎朝七時前から夜は七時頃までであり、その間はほとんど休みなくスケジュールが組まれているが、日本にいた頃のように夜中まで働くということは、オンコールの時を除いてほとんどない。また、通常は土曜日と日曜日は休みなので、日本の大学病院の勤務医のスタンダードから言えば、決して大変なものではないであろう。

医学教育

将来の医学・医療を担っていく医師を育てるのは言うまでもなく、極めて重要な課題である。それは医学生の教育のみならず、レジデントの教育も含まれる。

アメリカでは、教育をする人はそれなりに評価される。教育の評価は研究業績の評価などと異なり容易ではないが、いくつかの指標をもって評価を下している。よい教育者は優れた研究者と同様に重要なのである。

だから最近、教育・臨床志向の医師には、研究志向の医師とは異なる昇進の条件を設けている大学がアメリカでは増えてきている。教育に情熱を傾ける医師は、研究を続ける医師と同じ数の論文を期待することはできないから、異なる指標をもって昇進の条件としているのである。

医学教育のシステムを改善することはもちろん重要であるが、それと同時に、優れた医学教育者を養成することも重要である。アメリカでは、学問としての医学のみならず、実際に注射をしたり患者治療のオーダーをしたりというような日常の医療も学生のうちに教えられている。

たとえば、私が医学生の頃、あるいは研修医の頃に教わらなかったことの一つに、いかにして末期の患者をケアするか、いかにして死を看取るかということがある。私は日本で血液内科の医者として多くの白血病患者を診ていた。残念ながら、成人の白血病患者の予後は決してよくない。何度かの寛快と再発を繰り返して、死に至ることが多い。

どこで治療をやめるか、心停止に至ったときに心臓マッサージをやるかなど、自分で考えてその場で対応してきたが、原則というものさえも病院には存在していなかった。末期の定義さえはっきりとしていないために、医師が勝手に末期であると診断してその後の治療をすべて放棄する、あるいは患者を安楽死させるということが起こる。

日本でも、医学教育を改善しようという努力はなされているが、何と言っても教育者の数が少なく、臨床で多忙な医師にとって、残念ながら教育は一番あとまわしになっているのが現状である。

私が日本にいたとき、教育に力を入れていない教員は講義から外すべきだと主張したら、「日本ではそんな余裕はどこにもない」と言われた。残念ながらまさしくそのとおりだと思う。

良い医師とは

医者と患者の関係は、ひとつの出会いである。もし良い医者に巡り合えたとしたら、それは非常にラッキーである。なぜならば、良い医者と呼べる人は少ないからである。

日本の医者のうち半分は、医師として性格的に不適格者であるというのをどこかで読んだことがあった。それに医師としての能力を加えたら、よい医者というのは一〇人中、おそらく二人か三人にすぎないと私は思う。

日本のある病院で、当直明けの外科医が、「昨日吐血して運ばれてきた急患がいたんだけど、血圧をはかるのを忘れてしまって、夜中看護師が見回ったときにはもう心臓が止まっていたんだよ」などと言っていたことがある。私はただ唖然としてそれを聞いていて、何も言う言葉が出てこなかった。十二指腸潰瘍《じゅうにしちょうかいよう》からの出血を起こしたその若い男性が、もし設備の整った病院に入院していたら、まず死ぬことはなかっただろう。この男性にとって運が悪かったのは、その町なかの小さい救急病院に運び込まれたということであった。この不運によって、簡単に一生を終えてしまったのである。

ある私立医大の若い医者が、点滴のやりすぎで肺水腫《はいすいしゅ》を起こしてしまった胸のX線写真を同僚に見せびらかしていた。それは、教科書に載っているような典型的な肺水腫を示していたが、自分のミスでそれを引き起こし、患者が呼吸困難でどんなに苦しんでいるかを考えもせずに、「見て見て、こんなになっちゃったよ」などと言うのを聞いて、殴りつけたいような気分になったものだった。
これらは、医師としての適性を著しく欠く例である。ここに挙げた二人のような医者は、残念ながら決して少なくない。

医療事故は、新聞などで報道されるよりもはるかに多く起こっている。それは単純なミスと呼べるようなものから、無知あるいは未熟によって起こるものまで、広範囲にわたっている。ここに述べた二人の患者が、もし、その医者自身の家族であったら、あるいはＶＩＰと呼ばれる重要人物だったら、決してこのようなことは起こらなかったであろう。

私は医学生の時代に、多くの本を読み、また、多くの芸術に触れる機会に恵まれた。それによって、いろいろな人生を知ることができたと思う。医者にとって見れば、単に何百人といる患者の一人にすぎなくても、その人たちの人生は一度しかないのである。
患者の疾患に関して、診断がつけられずに悩むことが時にある。そのために、参考書や文献をひいたり、あるいは内外の専門家への相談が必要なこともある。また、治療に関して、悩むこともしばしばである。医学界の中でも議論があって意見が分かれている症例も決して少なくない。

そのような難しい状況のときに私がいつも考えるのは、これが自分の家族だったらどのような選択をするだろうか、ということである。

たとえば次の例では、どのような方法をとるべきであろうか。

患者は生後四週間の男の赤ちゃんである。生後二週間で敗血症《はいけつしょう》で入院してきたのだが、集中治療室での治療が効を奏して、回復の兆しが見えた。しかし、大きな静脈に血《けっ》栓《せん》とよばれる血の塊が見つかり、血液を薄くする抗凝《こうぎょう》固剤《こざい》のヘパリンが投与された。その量を調節するのに、血中濃度《けっちゅうのうど》をモニターする必要がある。

夜九時過ぎに、ナースが苦心の末採血して、その血液が検査室に送られてきた。その検査は特殊なために、通常は夜八時までしか行っていないのであるが、検査技師は夜中の十二時までかかって、その検査を行った。しかし、血中濃度はゼロであった。ゼロであるわけはないので、再度検査をやり直す必要があったが、「時間切れ」ということでその検査技師は帰宅してしまい、それ以降その検査をできる検査技師はおらず、翌朝に再度検査をすることになってしまった。

その時点でその患者を担当していた当直医から、何とかしてほしいという連絡を受けた。「何らかの方法を考えて、電話をする」と言っていったん電話を切り、血液の検査室に電話を入れた。この場合、血液凝固部の部長である私はどのように対処すべきであろうか。

もしその血中濃度が高ければ出血の危険性があり、低ければさらに血栓ができる危険がある。その重要な検査を翌朝まで待つことの危険性を考えたら、答えは明白である。その検査ができる検査技師を直ちに呼び出して、再度検査をすることである。夜中であっても、病院は患者のためにあるのである。

病院は患者を治療するためにあるのであり、そのために最善をつくすべきである。そのまま翌朝まで待つことにより、もしその患者の状態がおかしくなったとしたら、何の言い訳もできないであろう。

この簡単な答えは、医療に関係のない人であれば、すぐに出すことができるであろう。しかし、医療関係者は日常のことに慣れすぎているために、「前例がない」とか「超過勤務手当てを出せない」などの理由で、患者のことを最優先に考えられなくなっていることが少なくない。

再検査の結果、その赤ちゃんのヘパリンの血中濃度は適当な治療域にあることが確認され、投与量を増やしたり減らしたりする必要はないことがわかった。

先に述べた最初の症例も、もしその当直の外科医がよく患者を診ていたら、そして状態に応じて的確な判断を下して緊急の手術をして止血をするか、輸血をしていれば、若い命が失われることはなかったのである。

では、医師としての資格とはどういったものなのか、たとえば、看護師から「患者さんが息がしにくいと言っています」と夜中当直医に報告があった場合、その医師がもし「酸素を投与して様子をみてください」などと電話で言うだけであったら、それは医師としての資格がないことを示している。必ず起きていって、少なくとも患者の顔を見るべきである。患者の様子を見ないで、緊急の処置が必要な状態か、あるいはそうでないかの判断がつくわけはないからである。

ある私立医大の付属病院に血友病の患者が入院しており、夜中「肘が痛いから血友病の薬を注射してください」と患者は看護師に訴えた。看護師が当直医にその旨を連絡をしたにもかかわらず、その当直医は電話で一言「様子をみてください」と言って、朝になるまで何の処置もしなかったことがあった。患者はそれ以上何も言わず、一晩痛みに耐えるしかなかったのであった。

これは大学病院に入院していながら、「無医村」の状態を経験する良い例であり、残念なことに決して珍しいことではないのである。その医者は無能であり、しかも患者を大事にすることができない、すなわち、医師としての資質に欠けているのである。

医者にとって必要な二つの資質は、医学的な能力と人間として患者を大事にすることができる姿勢である。そのどちらが欠けていてもよい医者にはなれない。

悪い医者、特にその後者が欠けている医者は、何十年医者を続けたとしても、良い医者にはなれない。母親が、自分の子供の異常をすぐに察知することができるというのは、いつもそばにいてそして無意識のうちに子供を観察しているからである。そのように患者を観察できない人間は、やはり医者になるべきではないのである。

一方、医学的な能力は、経験を積むことにより、ある程度進歩が可能である。しかし、現在の日本の医師免許は一度とってしまえば一生有効であるので、自分で勉強をする意思がなければ、知識を新たに得ることはできない。私の目から見て、明らかに勉強不足と思われる医者が少なくない。

医師という職業を選んで、後悔したことなど私は一度もない。ただ、もし生まれ変わったら音楽家になりたいとは思うが、優秀な音楽家は何百万人に一人という割合であり、ほとんどがもって生まれた天分で決まる。それに加えて大変な努力が必要な職業である。

天分に恵まれない人が、懸命に努力をするのは時間の無駄であり、周囲が方向を変えさせる必要がある。たとえばフルートの音色は練習によってある程度はよくなるものではあるが、輝く華のある音色を出せる人は、世界を見渡してみてもそう多くはない。

また、人前で音楽を演奏するよりも、教えることのほうに才能がある人もいる。あるいは音楽理論に長けた人もいる。医者も同じで、臨床医に向いていない人は、研究の道にいくか、医学教育の道にいくか、あるいは医者であることを辞めるべきであろう。

2　日本の医療事故は増えているのか

医師と患者の関係の変化

日本でも最近、医療事故がしばしば新聞やニュースで報道されるようになった。医療が高度になるにつれて事故が増えている、という見方もあるが、新聞などの報道で見るかぎり、実際の事故の内容は、手術部位の取り違え、抗がん剤の過量投与、不適切な術後管理、血液型の間違いなど、高度な医療とは全く無縁なものばかりである。

私が専門としている輸血に関して言えば、日本の輸血医療、輸血システムは二〇年前と本質的にはほとんど変わっていないし、実に初歩的な輸血ミスが常に起こっている。しかし輸血ミスが起こっても、公表されなかったし、それによって死亡した患者の家族にいつも正直で公平な説明がなされていたとは思えない。

医療は、ほとんどの場合密室でなされてきたし、ことに手術に関しては何か起こったとしても患者家族が入り込む余地は全くなかった。たとえば、「実際に心臓を開けてみたら予想以上に悪くて、手のつけようがありませんでした」と心臓外科医に言われれば、それを信ずる以外に何があっただろう。

報告されていないために正確な統計が存在していないが、私の経験では、医療事故は以前から同じように起こっていると言ってよい。ただ、なにか起こっても、患者やその家族には事実が報告されていなかったからにすぎない。ましてや警察や自治体に報告するなどという考えはなかったので、一般の人のみならず、病院関係者の間でさえも、医療事故の実態は知られていなかったのである。

時代は変わり、これまでは医学部の図書館に行かなくては得られなかったような情報を、医療関係者以外の人でもインターネットを通して容易に得られるようになった。そして突然の容体変化や予期しない死に関して、納得のいく説明を医師に求めるようになった。医師の説明に納得ができなければ、警察に届けることにより、業務上過失致死や業務上過失傷害などの疑いで警察が捜査を開始するようになった。

また、異常死の定義が拡大され、医療ミスによる死も異常死であり、二四時間以内に警察に届ける義務があることが明確になった。それまでは、たとえば抗がん剤の投薬ミスで患者が死亡したとしても、当の医師にとっては死因に不審な点は全くなく、（自分のミスによる死なので）異常な死などではなかったのである。

これは、大変な変化である。同時に以前みられた、「私に命を預けてくれ」「先生にお任せします」のような安易な医師と患者の関係は、日本でも過去のものになりつつある。

日本の医療事故は少なくならない

それでは、「医療ミス、公表、謝罪、警察の捜査、当事者の処罰、患者への賠償」という図式を繰り返すことによって、今後、日本の医療事故は減っていくのであろうか。

輸血医療に関して言えば、その答えは疑いなくノーである。私は数年前に日本輸血学会総会のシンポジウムで、日本の輸血医療のシステムを変えないかぎり、輸血ミスは起こり続けると言明した。犠牲になるのは言うまでもなく患者であり、そして現場の医師、看護師である。

不完全な輸血システムしか存在しない病院に勤務しているかぎり、医師、特に研修医や看護師はヒューマンエラーを起こす可能性をいつも持っているのである。彼らや彼女らには、その問題のあるシステムを変えていく権限もお金もない。

輸血のシステムという点に関して、日本の輸血医療はアメリカのそれに比べて、いまだに厳然とした差がある。アメリカでは、輸血治療をする病院は輸血部が二四時間休みなくオープンしているか、あるいは輸血部が夜間オープンしていないような病院であれば、輸血検査は血液センターで行われる。また、病院の輸血部は、アメリカ輸血学会、アメリカ臨床病理学会、ＦＤＡ（連邦食品医薬品局）や州の衛生局などから定期的に査察を受ける。

輸血はリスクの高い治療法であるために、輸血検査は熟練した検査技師がすべきであるという認識がなされている。そのために、一年に何度か検査技師の熟練度を試験する血液検体が学会から送られてきて、その血液型などの検査をして送り返すことが要求され、その記録が査察の際に要求される。もし基本的なＡＢＯ式血液型を百パーセント正しくこたえていなければ、ＦＤＡや州の衛生局は輸血部を業務停止にする権限も持ちあわせている。輸血を受ける患者の確認を、部屋やベッドの名札で行っていたら、すぐに改善命令が出される。

日本でも例えば厚生労働省が輸血部の備えるべき条件を提示して、それが満たされていなければその病院での輸血検査を禁止するという通達を出せば、輸血の安全性は少しは向上すると思われる。そのようにして、日本輸血学会と厚生労働省が強力なリーダーシップを取らないかぎり、システムの改善はほとんど不可能である。

また医療上のいろいろなミスは、コミュニケーションが悪いことで起こることがかなり多い。ことに組織が巨大になればなるほど、お互いのコミュニケーションをうまくとることが難しくなってくる。私のいまの病院も例外ではなく、ナースの勤務の引き継ぎがうまくいかなくて患者の重要な情報が伝わっておらず、患者に必要な処置がとられていないことにあとになってから気づいた、などということはしばしば起こっている。

とりわけ横のつながりが少ない日本では、コミュニケーションのレベルはアメリカと比較にならないほど悪い。自分の科のメンツにこだわり、他科にコンサルトを依頼することは少ない。だから手術のあとに異常な出血が続いたとしても、血液科に出血傾向のコンサルトを依頼することは余程でないとない。

それに比べて、私はアメリカではほんのちょっとしたことでも、電話やポケットベルで質問を受ける。「一五歳の女性の患者にビタミンKを注射するのですけれど、薬局の本には一〇ミリグラムが必要と書いてあります。本当にその量でよいのでしょうか……少し多いような気がします」などというごく単純な質問も研修医から受けたりする。

あるいは、九歳の女の子が脳の血栓症で入院してきて、緊急に抗凝固療法をすべきかどうかという問題に対して、主治医のチームが手分けをして、病院の何人かの専門家に意見を求めたうえで最終的に治療方法を決めるなどということもある。そのようなことができる、またそのようにいろいろな専門家がいる病院は、やはり良い病院なのである。

シャイン裁判—患者の医療を選択する権利

マサチューセッツ総合病院でも医療訴訟は例外ではない。

私がマサチューセッツ総合病院にいたときのことである。友人であったアンナの妹ナタリーが、気管支喘息の発作でマサチューセッツ総合病院の救急外来を訪れた。医者にかかるのを嫌がっていたナタリーであったが、あまりに呼吸困難がひどいため、姉が何とか説得して「せめて酸素だけでも吸わせてもらったら」ということで救急外来を訪れた。

しかし動脈血液中の酸素と二酸化炭素を測定した呼吸器科の医者は、すぐに入院して人工呼吸が必要であると判断した。ところが、それを聞いたナタリーが走って逃げ出そうとしたため、医者は警備に命じて救急外来のすぐ外で彼女をつかまえた。結局、そのままベッドに縛りつけられた彼女は、薬で意識を落として気管の中にチューブを入れられ、人工呼吸が開始された。

三日ほどで回復し、彼女の気管支喘息はおさまったが、無理やり引き戻されたことによる彼女の精神的ショックは大きく、医者嫌いがさらに進んだ。彼女の父親はイギリスのケンブリッジ大学出身の医師であり、父親だけが唯一信頼していた医者であった。

その後再び重症の気管支喘息の発作を起こしたナタリーは、医者にかかるのを極度に嫌がり、最後まで病院に行くことを拒否し続けた。ついに意識を失うと、ようやく家族によって救急車が呼ばれて近くの病院に入院した。すぐに気管の中にチューブが入れられ、人工呼吸を開始した。

その報せを聞いた父親は急きょロンドンを発ちボストンに向かった。私はアンナに頼まれて、その病院に行き、主治医から状態を聞いて、重症ながらも容態は安定していることがわかった。

薬で意識を抑えて人工呼吸を行っているということであったが、閉じている目を開けたところ、かなり大きく開いた瞳孔を見て、私の背筋は凍り付いた。主治医に電話で「なぜあんなに瞳孔が開いているのですか」と質問したが、主治医はそのことを知らなかった。結局、ナタリーはその時点ですでに死亡していたのであった。心臓はまだ元気に動いていたが、脳死であった。

二八歳の短い生涯であった。すべての臓器は移植に提供され、そしてシャイン一家は病院を訴えた。それは、死亡した先の病院ではなく、マサチューセッツ総合病院の救急外来にいた呼吸器科の医師を訴えたのである。

その医師にしてみれば、二年以上も前のことでおそらく何を訴えられているのか分からなかったであろう。シャイン一家の訴えは、その医師が患者の意思に反した治療をしたために、ナタリーが医師を嫌うようになり、その結果として重症な気管支喘息の発作が起こっても医師にかからず、死亡したというものであった。

一審は被告のマサチューセッツ総合病院の医師が勝ったが、二審ではシャイン一家の勝訴であった。医師であっても、自分で判断ができる患者の意思に反した治療をする権利はないという判断であった。

これは、患者の権利を大きく認めたもので、アメリカでもかなり話題になり、全米版の新聞のみならず、医療に関する最高の権威をもつニューイングランドジャーナル・オブ・メディスンでも判決のもつ意味が取り上げられた。

裁判で負けたその医師にとってみれば、医学的に正しいことをして、結果的に患者は回復して退院することができたわけだが、患者が拒否しているにもかかわらず治療を強行するのは、医師の裁量権を越えるものであるとの認識に立つことの必要を示した事例であった。

日米の医師の差

「アメリカのほうが日本よりも良い医者が多いのですか」という質問には、一概には答えられない。言うまでもなく、よい医者もいれば、よくない医者や悪い医者も存在する。私が患者だったら、決してかからないだろうと思う医者もいる。ごく単純な論理さえも分からせることができない医者さえ中にはいる。

私が現在つとめるテキサス小児病院はアメリカのトップクラスの病院であり、当然優秀な医者が多い。しかし、患者の目で見たら、それぞれの経験に基づいて、いろいろな評価が下されることであろう。手術の後の経過がよくなければ、医者の腕を責めたくもなるであろう。

少なくとも断言できるのは、アメリカで医師をやっていくほうが日本でやるよりもはるかに大変であるということである。

アメリカでは通常大学の四年間を終了してから医学部に入学し、医学部の三年に進学するときに、ステップ・ワンという基礎科目の国家試験を受け、そして卒業のときにステップ・ツーという臨床科目の国家試験を受ける。卒業後はインターン・レジデントという研修医になり、ステップ・スリーの試験を受けてやっと正式な医師免許を手にすることができる。そのあと、さらに各科の専門医の試験に合格することにより、初めて一人前の医者として認められる。

医師免許は一年から三年ごとに更新する必要があり、医療事故のリピーターは更新が認められないことがある。あるいは、一定期間研修をやり直すなどという条件を課して、更新を認める場合もある。しかしながら、再研修をしても改善できる可能性がないと判断されれば、医師免許は更新されず、少なくともその州では医療行為を行うことができなくなる。ある州で医師免許をとりあげられたら、違う州に移って医師免許をとることは不可能ではないがかなり困難である。

病院特権は、個々の医師に関してできる医療行為を細かく規定しており、たとえば外科の病院特権のない医師はメスをもつことができない。それは、二年ごとに更新されるが、患者や他科の医師からの評判の悪い医師、あるいは病院の委員会に一定の割合以上に出席しなかったりすると更新ができなくなり、その病院で医療行為をすることはできなくなる。

だから、医師全体のレベルという観点で見れば、アメリカの医師のほうが上であろうと思う。しかし、私が勤めたアレゲーニ大学の病院は三流以下であり、明らかに平均以下のレベルの医師がいた。平均以下の医師であっても、医療ミスなどを犯すのでなければ、医師免許や専門医の更新は可能なのである。

また、アメリカの専門病院には、日本の専門病院とは比較にならないほどの多くの特定の疾患の患者が集まるために、当然、かなり経験が豊富なことになる。たとえば、肝臓移植を一年間に二〇例以上行う病院と、それ以下の病院では明らかに手術の成功率のみならず長期間の生存率にも差が見られるという。すなわち手術後のケアも経験に大きく左右されているのである。

自分の勤務していた大学病院の倒産は、もちろん私が望んだことではなかったし、決して愉快な経験ではなかった。しかし、その経験を通していろいろなことを身をもって学ぶことができたのは、大きな収穫であったと言える。

アメリカも日本も、医療をめぐる状況は極めて早いスピードで変化し続けている。五年前、いや三年前の感覚で医療経営を行うことはできないのである。医者は自分の信じている最高の医療を提供してさえいればよい、あるいは、医者のすることに文句を言うな、というのは、アメリカはもちろん、日本でもすでに昔のことであろう。

他方で、医学医療の発達は実に目覚しく、それは逆に医療費がどんどん高騰していくことを意味している。必要のない検査、治療をなくすことが今ほど重要であったことはない。

私の専門としている血液凝固では新しい臨床検査がいくつもあり、一〇年前には聞いたこともないような検査が多く存在する。逆に、すでに意味がないとして行われなくなった検査もいくつかある。

たとえば、手術前の出血のスクリーニングとして、出血時間検査を行うのはまったく意味がないと言われて久しい。一〇年以上前から議論されていることだが、それにもかかわらず、その検査を手術前に常にオーダーする医師は今でも少数だが存在する。言うまでもなく、それは比較的レベルの低い病院に多い。

日本では、肺がん検診として胸部X線を撮っているが、それによって肺がんの死亡率は下げられないと言われている。読影する医師が小さな異常陰影を見逃すのか、あるいは、見つけてもすでに手遅れなのかは定かでない。しかし、死亡率を下げることができなければ、肺がんのスクリーニングの方法を変える必要がないだろうか。無意味な検査にお金を注ぎ込み継続していることに、もっと目を向けるべきである。

臨床病理医としての私の仕事の一つは、出血あるいは血栓症の患者に対して血液凝固の検査を行い、診断をつけることである。そのために、最も効率的な方法を選んで正しい診断をつけるのが私に課せられた役目である。

たとえば、ある患者の活性化部分トロンボプラスチン時間が延長（血液凝固検査の一つ。血友病などで延長する）していた場合、すべての血液凝固因子の測定や、ループス抗体など可能な検査をすべて行ったら、一〇〇〇ドル以上はかかる。それを臨床症状などに照らし合わせながら、いかに少ない血液の量で、いかに安く効率的に必要な検査をするかということが求められている。

アメリカも日本も、医療のかかえる問題は非常に大きい。医療そのものが営利という考えに本質的になじまないにもかかわらず、数々の新しい検査や治療法のために、医療費の高騰が日常の医療を圧迫し、患者と病院の金銭的な負担が飛躍的に増大しているからである。

医科大学とその付属病院の倒産は、アメリカでもこれからも起こることであろうし、日本でも経営努力を怠れば同じことが起こり得るであろう。

アメリカで医者を続ける理由

日本で医者をしていた期間と、アメリカで医者をしている期間がほとんど同じになった。「なぜ日本でなく、アメリカで医者をしているのですか」と、日本から病院の見学に訪れた医学生が質問した。私のアメリカ生活は、ボストンで始まり、フィラデルフィア、シカゴ、そしてヒューストンへと移ってきた。

なぜだろう。アメリカにはよい点もあるが、悪い点も決して少なくない。また、業績に関して極めて競争が激しく、良い仕事をしなければ、医学部長であっても、主任教授であっても職を追われる世界である。その厳しさに耐えて、なぜ私は居続けるのであろうか。

それには高校の時に観た『明日に向かって撃て』という映画の影響があった。その中の「雨にぬれても」という曲を聴いて、「雨にぬれても」の歌詞こそが自分の生き方だと思ったことを鮮明に記憶している。レコードを買ってその曲を何度も聴き、ビデオのない時代だったので映画館に何度も足を運んだ。そして、大きくてベッドから足がはみ出て何も合うものがない男、という歌詞にひかれた。

日本は自分が生まれた国であるにもかかわらず、どこかうまくなじんでいないという気分がいつもあった。また私のサイズに合う服や靴を見つけるのは容易ではなかった。

そのような理由で、いつか広いアメリカに行こうという夢を持つようになった。私にとって、日本は狭すぎたのかもしれない。

三一歳で内科の講師になり、忙しさに紛れていつしかそのような夢も消え去っていた。ところが、三五歳になってようやくその夢がかない、アメリカに住むことになった。はじめは一年間の滞在のつもりが、色々な人との出会いを経てそれが二年になり、五年になり、そして今では永住を決意するまでになった。

結局、高校の時以来の夢、人生観をそのまま持ち続けて、アメリカに住みつづけているのではないだろうか。東京から北海道に行ったのも、ただ日本一大きいキャンパスをもっているという、まだ見たことのなかった北海道大学への憧れからであった。

そのアメリカにおける生活も一〇年を超した。日常の生活で英語に困ることはあまりないが、私が話す英語は常に日本語の訛りが存在するし、私がもし脳卒中で倒れたら、日本語は残ったとしても英語はすべて失われるだろうと想像している。

娘にとっては英語はもはや外国語ではないし、アメリカは外国ではない。しかし、私にとってはいつになっても英語は外国語であり、同じくアメリカは今でも外国である。

思うに、自分のやりたい医療が今のように続けられるかぎり、このままアメリカに住み続けることであろう。そして私がいつも思っていること、「患者にはいくらやさしくしてもしすぎることはない」という信念に変わりはないであろう。それが私が医者であり続けていることの原点だと思っている。

あとがき

医者として働きはじめて一〇年がたち三五歳になったとき、私は旅に出たくなった。世界を見てみたくなり、選んだのは国際的な学問都市アメリカのボストンであった。それはコンピュータ技術が飛躍的に進歩し始め、同時に、アメリカの医療経済が崩壊し始めた頃だった。

それから一五年。日本の医療経済も同様に崩壊しつつある。そして、医療が高度に発展するにつれて、患者の安全、医療の質、そして医療費の高騰がさらに重要で深刻な問題となってきている。

いま医療システムは変わらなくてはならない。どのように変えていくべきか、それをすべての国が模索しているが、一〇年後、二〇年後の医療を見据えることは容易ではない。医療技術はコンピュータの発展に伴って、驚くほどのスピードで進歩し続けているからである。

私はフィラデルフィアとシカゴの病院に医者として勤めながら、見たり聞いたり自分が体験したものをいつか本に書きたい、いや書かなくてはならないと思っていた。そうは思いながらも日常のことで忙しく、なかなか書き出せないままでいたのだが、幸いに日本医療企画の発行する『ばんぶう』という医家向けの月刊誌に連載するという話があり、それならばいやでも毎月締め切りがあるからと思って書き始めた。

その連載したものに大幅に加筆して、ようやく一冊の本として発行することができたのは、はる書房の佐久間章仁氏の絶え間ない励ましによるところが大きい。改めて氏に感謝する次第である。また単行本として発行することを快諾してくれた、日本医療企画にも感謝する。

病院の私のオフィスは地下一階にあり、とても静かなためにオフィスワークには最適である。クラシック音楽をバックに、日本語の原稿を書くのはほっとするひとときでもある。疲れたあとはモーツァルトやバッハ、やる気がとてもあるときにはワーグナーやブラームスの交響曲と、美しい音楽は常に私にポジティブな効果をもたらせてくれる。また、家では夕食のあとワインとチーズをそばにおいて、ショパンのピアノ協奏曲の第一番を聴きながら日本語の原稿を書き続けた。何という幸せだろう。母国語でこのようにして文章を書くことができるなんて。それなのになぜあなたはアメリカに居続けるのか、という問いには本文で答えたつもりである。

私のような普通の人間でもアメリカの医療の厳しい競争社会でやっていくことができたのは、いつも夢を持ち続けていたこと、いつも人に対する尊敬を失わないでいたこと、そしていつも人一倍働いていたことではないかと思う。それにより、同僚や患者から尊敬され、いろいろな意味においてサポートを受けることができたのは、とてもラッキーであった。数多くの優秀な人たちとともに仕事ができる環境にいるのも、感謝すべきことであろう。

四〇代の一〇年間はあっという間に過ぎ去った。私はいつも夢を持ちつづけ、そのいくつかが達成されても、さらにまた新しい夢をもってそれを実現させようと努力してきた。もちろん中には叶わない夢もあったが、私が夢を失ったとしたら、それは私の人生の終わりが近づいていることを意味するのであろう。私はまだ夢をたくさん持っている。それは医学に限らない。五〇代の一〇年間も、さらに次の目標、夢に向かって進んでいきたいと思っている。

最後に、この原稿に全部目を通して、私のおかしな日本語を直してくれた妻直子に感謝する。気がつかないうちに、私は奇妙な言いまわしの文章を書いていたらしい。また何よりも、あちこちと職場を変わって引越しを続ける私に特に文句も言わずについてきてくれている妻がいなければ、今の私はいなかったであろう。その妻もヒューストンがいたく気に入り、もうどこにも移らないと言っている。でも私の旅はまだ続いている。

二〇〇四年一月一日ヒューストンの自宅にて

照屋　純

――本書は、『ばんぶう』（二〇〇二年八月～二〇〇三年三月、日本医療企画）誌上にて連載された「実録アメリカ医療　大学病院が倒産する日」に、修正・加筆してまとめたものである。

大学病院が倒産する日

──アメリカ大学病院の倒産にみる医療崩壊の兆し──

照屋《てるや》　純《じゅん》

著者略歴

1954年東京に生まれ、東京教育大学付属高校を経て1979年北海道大学医学部を卒業。1986年帝京大学医学部第三内科講師・輸血部副部長。1989年から1995年までボストンのハーバード大学医学部マサチューセッツ総合病院に在籍。その間アメリカの医師免許をとり、臨床病理学の専門医、輸血学の専門医、血液凝固学の専門医の資格を取得。同病院輸血部の副部長を勤めた後、帰国して順天堂大学医学部輸血学助教授。1997年に再び渡米。フィラデルフィアのアレゲーニ大学付属ハーネマン病院の輸血部長、1999年にシカゴのノースウェスタン大学付属病院の輸血部長・血液凝固部長・臨床検査部副部長を経て、2001年からベイラー医科大学病理学・小児科学・内科学助教授、テキサス小児病院輸血部長・血液凝固部長・血漿交換療法部部長。
著書に『医療を変えるのは誰か？』（分担執筆、はる書房）、『アメリカ臨床医学留学への道』（監修、メディカル・サイエンス・インターナショナル）、『現代内科学』（分担執筆、金芳堂）、『診療内科学』（分担執筆、金原出版）、医学論文など多数。

2004年5月10日　　初版第1刷発行

発行所
株式会社　はる書房

〒101-0051 東京都千代田区神田神保町1-44　駿河台ビル
電話・03-3293-8549　FAX・03-3293-8558
振替・00110-6-33327

組版／BIG MAMA　印刷・製本／中央精版印刷
©2004 Jun Teruya, Printed in Japan, 2004
ISBN4-89984-047-0　C0036

医療を変えるのは誰か？

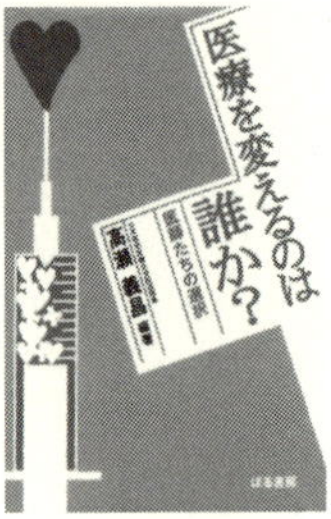

30－40代の医師たち６人が、これまでの医療の現場で体験したことや、日常の中で今感じていること、医療に携わる者としてのこだわりなどについて語る。そこには、様々な葛藤や挫折を乗り越えて、一人の人間として成長していく過程が描かれる。

□高瀬義昌 編著／四六判上製・352頁・本体2200円

世界のベスト医療をつくる

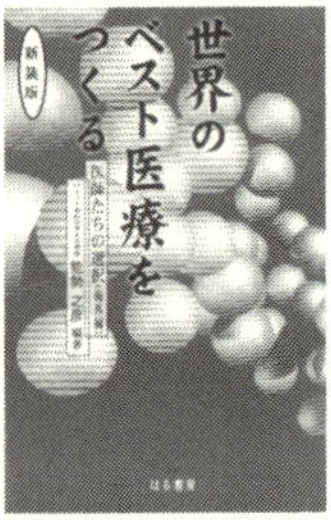

人工臓器の技術を求めアメリカに渡った研究者、ドイツで900例以上の心臓移植をこれまでに行なっている心臓外科医、日本のすぐれた内視鏡技術の普及に取り組む内科医。今から20数年前に日本を離れ、世界を目指した医師たちの姿を追う。

□能勢之彦 編著／四六判並製・320頁・本体2200円

医師は変われるか

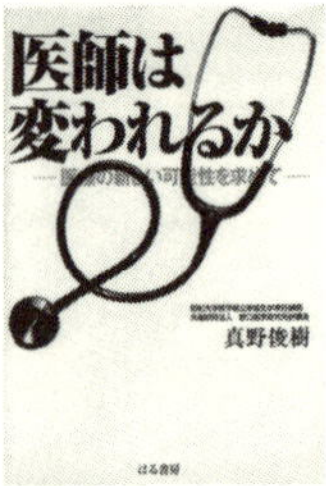

国際化の21世紀、医師の活躍の場は大きく広がっている。病院の勤務医でさえ従来の医局からの「派遣」などという形態も失われていくだろう。本書は、医師からの転身・転職をはかり、さまざまな職種を経験・見聞した若手医師たちの記録。

□真野俊樹 編著／Ａ５判並製・248頁・本体1900円

「医師」像の解体

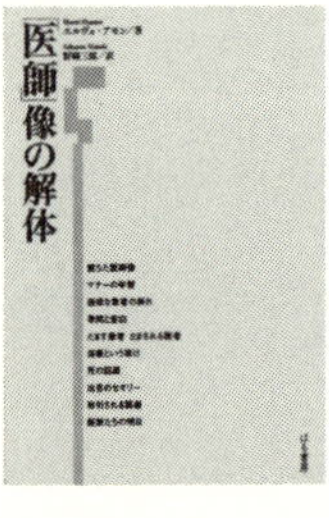

白衣をまとい、病院の中で長期にわたり取材するジャーナリストに200人の医師たちが打ち明けた事実。同僚医師に対する不信、自らが犯した医療ミスの数々、患者との危険な関係、揺らぐ自信と将来の不安……。そこには、かつてのエリートとしての姿はなかった。

□エルヴェ・アモン 著、野崎三郎 訳／Ａ５判並製・424頁・本体2500円